치과의사가 쓰고 치과위생사가 그린

입속세균에 대한
17가지 질문

치과의사가 쓰고 치과위생사가 그린

입속세균에 대한
17가지 질문

2022년 5월 25일 초판 1쇄 인쇄
2022년 5월 30일 초판 1쇄 발행

지은이 | 김혜성
그린이 | 신지원
펴낸이 | 김태화
펴낸곳 | 파라사이언스 (파라북스)
기획 · 편집 | 전지영
디자인 | 김현제

등록번호 | 제313−2004−000003호
등록일자 | 2004년 1월 7일
주소 | 서울 특별시 마포구 와우산로 29가길 83 (서교동)
전화 | 02) 322−5353   팩스 | 070) 4103−5353

ISBN 979−1188509−55−3 (03510)

* 값은 표지 뒷면에 있습니다.
* 파라사이언스는 파라북스의 과학 분야 전문 브랜드입니다.

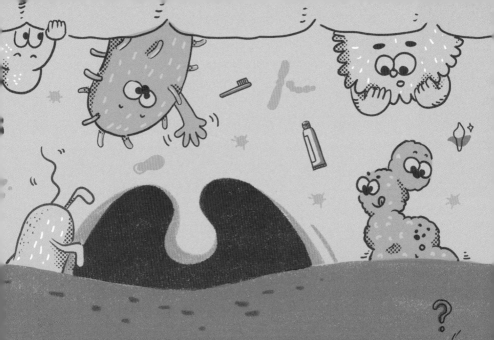

치과의사가 쓰고
치과위생사가 그린

입속세균에 대한
17가지 질문

김혜성 지음, 신지원 그림

파라사이언스

입속세균과 구강유해균

이 책은 대한치과의사협회 기관지인 〈치의신보〉에 기고한 글과 일상적 공부와 연구를 기록한 개인 블로그[1]의 글을 보완 수정하고(본론), 대한치과의료관리학회에 투고한 글(결론)을 엮은 것입니다. 거기에 치과위생사 신지원 님의 그림을 더해 독자들이 좀 더 쉽게 읽도록 시도했습니다. 그러다 보니 본론에서 빠진 부분이 있고 이 책 전체를 아우르는 부분이 부족해 서론을 통해 보충하고자 합니다.

마이크로바이옴microbiome은 미생물microbe과 게놈genome이 합쳐진 말입니다. 유전자genome를 통해 미생물의 정체를 밝힌다는 개념이지요. 20세기에는 배양culture과 현미경에만 의존해 관찰 연구해온 미생물 분야는 유전자 분석기술을 적용하면서 혁명적으로 변화했습니다. 가장 큰 변화는 무엇보다 과거 관찰되지 않아 존재하지 않는다고 생각했던 수많은 미생물들이 인체 곳곳에, 지구 곳곳에 훨씬 더 많은 수로 존재한다는 것이 밝혀진 것입니다. 구강미생물oral microbiome 역시 그런 혁명적 인식변화가 이루어지고 있습니다.

구강미생물 가운데 세균은 현재 774종speices이 보고되어 있습니다. 이 데이터는 HOMD : Human Oral Microbiome Database에서 모으고 있습니다. 미국 치의학 악안면 연구소The National Institute for Dental and Craniofacial Research가 펀드를 대고 있는데, 2010년부터 이에 대한 데이터를 꾸준히 논문으로 내면서 업데이트하고 있습니다.[2]

774종이라니 참 많습니다. 하지만 이 가운데 대부분은 상주세균常住細菌, commensal microbiome입니다. 많은 생명이 지구를 서식처 삼아 살아가듯이, 우리 입속을 서식처 삼아 그저 살아가는 세균이라는 거죠. 꼭 구강 세균만 그런 것이 아닙니다. 우리 몸에 사는 미생물이 대부분이 상주 미생물입니다. 이런 미생물을 유익균beneficial bacteria이나 유해균harmful bacteria으로 구분하는 것은 과도하게 인간의 관점을 투영한 것이죠. 인간이든 세균이든 지구상의 모든 생명체의 1차 목적은 그냥 다만 살아가는 것일 뿐입니다.

물론 774종 모두가 한 개인의 입속에서 모두 발견되는 것은 아닙니다. 한 사람의 입속에는 대략 100~300종의 세균이 살고 있지요.[3] 평균 200종 정도로 보면 되겠네요. 774종이라는 수치는 이렇게 개인마다 조금씩 다른 세균의 종을 모두 모아 보고한 것입니다. 새로운 세균이 발견되면 이 수치는 업데이트될 것입니다.

이렇게 많은 세균들이 좁은 입속에 살고 있다는 게 놀랍기도 한데, 입속에서도 위치에 따라 사는 세균의 종류가 조금씩 다릅니다.

마이크로바이옴 연구의 한 획을 그은 2012년 인체미생물프로젝트 human microbiome project[4]는 구강과 그 뒤 인후부의 9곳에서 각각 샘플을 채취해 보고했습니다. 이를 살펴보면 조금씩 분포가 다른데, 예를 들어 입속에 가장 많이 서식하는 연쇄상구균은 플라크에 비해 입천장에 좀 더 많이 분포하는 경향이 있습니다.

구강세균은 밀집도density, abundance에서도 눈에 띕니다. 1ml에 대략 1000억에 이르는 구강미생물의 밀집도는 대변 1ml에 약 1조 정도의 미생물과 비교하면 낮지만, 피부나 위, 소장 등에 비하면 훨씬 높습니다. 그러니까 구강은 대장에 이어 두번째로 마이크로 바이옴의 다양성과 밀집도를 갖는 곳인 거죠. 구강은 온도, 습도, 영양 등 모든 면에서 세균들에게 더없이 좋은 배양기인 셈입니다.

이렇게 조밀하게 모여 사는 다양한 구강세균 가운데 우리나라를 포함해 전 세계 사람들 모두에게 가장 많이 발견되는 것은 연쇄상구균Streptococcus입니다. 충치를 일으킨다고 알려진 무탄스 역시 연쇄상구균에 속합니다. 정확한 이름(학명)은 연쇄상구균 무탄스Streptococcus mutans이지요. 연쇄상구균은 많은 종류들이 산acid을 만들기에 충치를 일으키기도 하지만 대부분은 그냥 입속에서 사는 상주세균입니다. 심지어 유산균처럼 산을 만들어 잇몸을 보호해 잇몸병이 덜 생기게 할 수도 있답니다.[6]

우리 입속에는 연쇄상구균 외에 네이세리아, 헤모필러스 등의

구강 바이오필름
~10^8–10^{12} CFU/ml

포도상구균 27–15%, 방선균(actinomyces)
2–18%, 헤모필루스 7–15%, 카프노사이토
파가 1%, 조박테리움 1%

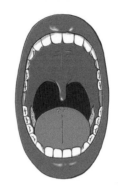

❶ 위
~10^1–10^3 CFU/ml

헬리코박터, 포도상구균, 프레보텔라

❷ 십이지장
~10^1–10^3 CFU/ml

락토바실러스, 포도상구균

❸ 소장
~10^4–10^7 CFU/ml

박테로이데스, 클로스트리듐, 포도상구균,
엔테로박테리움, 프로테오박테리아

❹ 결장
~10^{11}–10^{12} CFU/ml

박테로이데스, 클로스트리듐, 프레보텔라,
포르피로모나스, 유박테리움, 루미노코쿠
스, 포도상구균, 엔테로박테리움, 엔테로코
쿠스, 락토바실러스

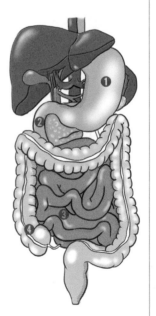

세균들 또한 많이 삽니다. 이들 세균들의 분포는 사람마다 다릅니다. 그래서 혹자는 이를 혈액형을 ABO로 나누듯이, 또 마이크로바이옴으로 장형enterotype을 나누듯이, 연쇄상구균 다음에 어떤 세균이 많은가에 따라 구강형Stomatotype을 나누기도 합니다.[7] 네이세리아형, 프리보텔라형 등으로 나누는 이 구분법으로 치면, 저는 장형은 프리보텔라형, 구강은 네이세리아형에 속합니다.[8]

입속에는 구강은 물론 우리 몸 전체에 가장 많은 영향을 주는 세균들이 살고 있는 곳이 있습니다. 잇몸 아래, 치주포켓periodontal pocket 속의 치은연하 플라크에 살고 있는 세균들이죠. 이들은 서로 뭉쳐 자신들의 공동체인 바이오필름biofilm을 만들고, 항생제를 포함해 외부 환경에 적응하여 생존력을 높입니다. 관리되지 않아 계속 쌓이는 플라크(바이오필름)는 치주염을 일으키는 가장 직접적인 원인이 되죠. 또 이들 구강세균들은 잇몸누수leaky gum를 통해 혈관을 타고 전신으로 향해 암, 심혈관질환, 류머티즘을 비롯한 여러 만성질환의 위험요소risk factor로 작용합니다.[9]

구강세균을 질병과의 관련성을 토대로 위험 정도를 구분하기도 합니다. 1998년 소크란스키Socransky는 치주염이 있는 환자들에게서 채취한 치은연하 플라크 속 세균의 종류를 파악해, 치주염이 심한 정도와 연관시켰습니다. 그 후 치주염이 심한 사람의 플라크에 많이 등장하는 순으로 위험도를 책정해, 잇몸병이 심한 사람들에게 가장 자주 등장하는 세균들을 붉은색 카테고리로 구분했습니다. 그리고 '레드콤플렉스 세균red complex bacteria'이라는 이름을 붙였죠.[10]

구체적으로 말하자면, 레드콤플렉스 세균은 구강세균 774종 중에서 잇몸병을 초래하는 3종, 진지발리스P. gingivalis, 덴티콜라T. denticola, 포르포시시아T. forsythia를 가리킵니다. 이후 연구에서 이들 3종은 구강에서 치주염만이 아니라 여러 암의 위험요소로 작용할 수 있음이 밝혀지고, 심혈관질환의 죽종에서 발견되기도 하여 심혈관질환의 위험요소로 지목됩니다. 특히 진지발리스는 최근 알츠하이머의 원인으로까지 밝혀지며, 이를 타케팅한 항치매약도 개발 중입니다. 그러니까 774종의 구강세균 중 대부분은 상주세균이라 할지라도 이들 레드콤플렉스 세균들은 각별한 주의를 기울여야 합니다. 건강한 사람에게는 수가 적다가 구강위생 관리가 안 되는 경우 급속히 증식하여 치주염을 만들고 '잇몸누수'를 만드는 구강유해균oral pathogen이라 할 만하죠.[11]

774종의 구강세균 가운데 대장암의 확실한 원인균으로 지목되는 세균도 있습니다. 바로 푸소박테리아Fusobacteria, 단수로는 푸소박테리움입니다. 대장암과 푸소박테리움이 연관되었다는 보고는 2012년부터 나오기 시작했는데, 이후 계속된 연구에서 점차 푸소박테리움이 대장암 조직을 만들고 증식시키고 전이되게 하고 재발률을 높여 궁극적으로 암환자의 생존율을 떨어뜨리는 원인균으로 확정되어 가고 있습니다. 결과적으로 대장암 예방을 위해 푸소박테리움 백신을 만들자는 제안까지 나온 상태이죠.[12] 푸소박테리움은 치주염이나 대장암 환자의 구강에 더 많지만, 정상인의 구강에도 많아 상주세균에 가까운 구강유해균입니다.

우리 병원에서는 레드콤플렉스 세균들과 푸소박테리움을 위시해 구강유해균으로 데이터가 쌓인 9종의 세균 검사를 하고 있습니다. 이들 구강유해균은 정상인의 구강에도 살고 있습니다. 하지만 치주염이 있는 사람들에게서 훨씬 더 많죠. 대신 건강한 사람들의 구강에는 상주세균들이 더 많습니다. 해서 결과적으로 구강 상주세균 대비 구강유해균의 비율(구강유해균/구강세균)이 치주염이 있는 사람들에게서 훨씬 더 높습니다.

그렇기에 21세기에는 마이크로바이옴의 연구와 함께 위생의 방식이 20세기와는 다른 변화의 필요성이 커지고 있습니다. 항생제나 항균가글, 항균비누 등을 통한 과도한 위생이 오히려 정상적인 상주세균을 죽여 우리 몸을 더 해롭게 하기에, 상주세균은 살리고 유해세균을 줄이는 미묘하고 섬세한 관리가 요구된다는 것입니다. 구강위생 관리 역시 마찬가지이죠.

그러면 구강세균은 대체 어떻게 관리할까요? 제가 추천하는 순서는 이렇습니다.

• 양치 : 칫솔질을 꼼꼼하게 하는 것은 기본 중 기본입니다. 그

중에서 자기 전 양치가 가장 중요하죠!

- 치약 : 합성 계면활성제 없는 치약을 사용해야 합니다. 합성 계면활성제는 미각을 훼손할 뿐 아니라 구내염을 일으키고, 구강 상주세균까지 훼손합니다. 순한 치약을 쓰세요!
- 치간 관리interdental space : 이와 이 사이에 끼는 플라크는 칫솔질만으로 관리가 안됩니다. 치실이나 치간칫솔, 구강세정기 사용을 권합니다. 특히 치주염이 있다면 구강세정기와 함께 농축가글액 사용을 추천합니다.
- 구강유산균 : 구강유해균의 억제에 도움이 됩니다.
- 스케일링을 비롯한 치과 정기검진과 잇몸 처치 등 전문가의 관리를 받는 것도 빼놓을 수 없습니다.

저의 결론을 요약하면 이렇습니다.
"잘 먹고 잘 싸는 건강의 길, 그 시작은 입속세균 관리!"

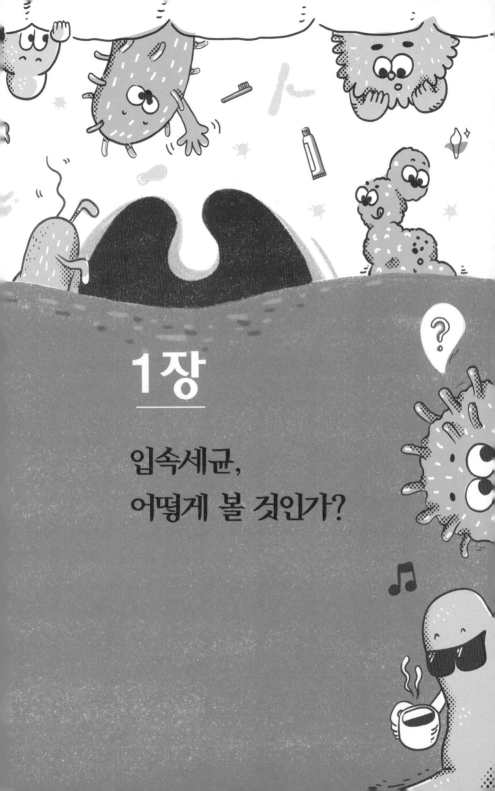

1장

입속세균,
어떻게 볼 것인가?

Q01. 플라크와 바이오필름은 어떻게 다른가요?

지구를 터전 삼아 살아가는 우리 인간, 호모사피엔스에게는 잘 알려진 여러 생물학적 특질이 있습니다. 뇌가 크고 직립보행을 하는 거대 다세포 동물 등등 말이죠. 이런 특질들은 우리 인간의 상당부분을 설명하기도 하지만, 이것만으로는 뭔가 핵심적인 어떤 면이 빠진 듯도 합니다. 인간사 대부분의 희로애락이 서로간 '관계'에서 올 테니까요. 사회라는 거대한 협업구조를 만들어 생존력을 높인 이 관계 특질이 왜소한 원숭이의 후예인 호모사피엔스가 이 지구를 접수하게 된 힘일 테니까요. 말하자면, 인간의 진정한 생물학적 특질이 포착되려면 사회와 관계를 빼놓을 수 없다는 거죠.

이것은 미생물 혹은 세균들에게도 마찬가지입니다. 세균들도 군집을 이루고 사니까요. 제가 매일 진료실에서 보는 플라크plaque, 실험실의 콜로니colony가 바로 세균들의 군집입니다. 하루만 이를 안 닦아도 허옇게 긁혀 나오는 플라크, 세균들의 군집이 충치와 잇몸병을 만든다는 것은 이제 초등학생도 다 아는 상식이 되었습니다.

시간을 거슬러 가면, 이런 21세기의 과학적 상식은 꽤 깊은 과학의 역사를 품고 있습니다. 1680년대 어느 날 아침에 자신의 치아를 손톱으로 긁어 손가락만 한 현미경에 올린 남자가 있었습니다. 네덜란드에서 무역업으로 많은 돈을 번 레이우엔후Leeuwenhoek라는 이 남자는 과학에도 관심이 많아 성능이 매우 좋은 현미경을 직접 만들 정도였습니다. 그 손가락만 한 현미경을 통해 플라크 속에서 꼬물꼬물 기어가는 작은 생물을 관찰한 레이우엔후는 그 녀석들을 '아주 작은 동물animacules'이라고 표현했습니다. 상상하지도 못했던 미시적 생명의 세계가 처음으로 인간의 시야에 잡히는 순간이 얼마나 신기했을까요? 이 작은 동물들의 그림을 영국왕립협회에 보낸 기록을 근거로, 지금까지 레이우엔후는 '미생물학의 아버지'로 칭송받고 있습니다.

호기심 차원에서 관찰되던 이 작은 동물들이 인간의 삶과 생명과 건강에 영향을 미치는 주역이란 사실은 레이우엔후 이후 거의 200년이 지나서야 밝혀집니다. 파스퇴르와 코흐라는 걸출한 두 거목이 열어젖힌 이른바 '미생물학의 황금기'인 1870년대 일이지요. 이들의 연구 덕에 탄저병이나 콜레라 같은 전염병의 원인이 세균이라는 이른바 '세균감염설germ theory'이 확립된 겁니다. 이후 20

세기 내내 인류는 항생제와 백신 개발에 몰두하여 천연두를 비롯한 많은 감염병을 제압하는 데 성공하는 듯했습니다. 그래서 1960년대 미국의 의료책임자는, 21세기에 들어서면 인류는 모든 감염병으로부터 해방될 것이라 호언장담하기도 했습니다.

하지만 안타깝게도 코로나19 사태에서 보이는 것처럼, 인류는 여전히 감염병에 취약합니다. 구강만 보아도 수많은 치약과 가글액과 항생제에도 불구하고 충치와 치주질환은 여전히 국민건강을 위협하는 다빈도상병의 상위에 랭크됩니다. 심지어 메티실린 내성 황색포도구균MRSA: Methicillin Resistant Staphylococcus Aureus을 비롯해 갈수록 증가하는 항생제 저항성은 인간의 삶이 항생제 개발 이전으로 돌아가는 것 아니냐는 우려까지 낳습니다. 대체 어디서부터 문제일까요?

이에 대한 해답은 바이오필름Biofilm이라는 개념에 함축되어 있습니다. 바이오필름은 한마디로 '세균들의 도시'입니다.[1] 세균들이 건설한 공동체이지요. 끈적끈적한 세포외물질ECM: Extracelluar Matrix을 만들어 건물을 짓고 그 안에서 생존력을 높입니다. 서로 먹을 것도 교환하고 먹여 주기도 합니다. 심지어 신호물질quorum sensing를 내보내 서로 소통하여 일정 시점이 되면 집단행동에 나서기도 하지요. 이렇게 세균들은 바이오필름이라는 하나의 시스템을 만들어 마치 세포와 기관의 역할이 분화된 다세포 생물처럼 행동합니다. 마치 인간이 협업으로 도시를 만들어 생존력을 대폭 높인 것처럼 세균들도 그렇게 자신들의 생존력을 높이는 겁니다.

이런 이유로 바이오필름 안의 세균들은 항생제로도 쉽게 제압하기 힘듭니다. 한 연구에 의하면, 플라크 속 구강세균을 헥사메딘에 노출시켜도 만약 그 세균이 바이오필름을 형성하고 있다면 48시간이 지나더라도 오직 바깥쪽에만 영향을 미칠 뿐입니다. 항생제에도 저항성을 보이고요. 그런 환경이라면 바이오필름 안쪽의 세균들은 항생제 저항성을 획득해 더 고약한 녀석이 됩니다. 그런 이유로 인체 내의 대표적인 바이오필름인 플라크가 '항생제 저항 유전자의 저장고'라는 지적도 있을 지경입니다.

둥둥 떠다니는 개별 세포가 아닌 집단적 행태라는 개념으로 세균들의 생태를 파악하고 그것을 바이오필름이라는 용어로 표현한 것은 1990년에 이르러서입니다. 치과계를 중심으로 보자면, 1996년 미국 치의학연구소격인 NIDCR:National Institute of Dental & Craniofacial Research에서 개최한 컨퍼런스에서 플라크를 바이오필름이라는 맥락으로 파악하기 시작합니다. 이 컨퍼런스에서는 치과 내의 플라크의 미시적 구조가 여러 면에서 볼 때, 세균의 생존력이 대폭 높아진 바이오필름이라는 사실이 지적됩니다. 그전까지 플라크에 대한 거시적인 임상적 관찰을 한 단계 뛰어넘는 미시적 구조에 대한 인식으로 확장된 겁니다(21쪽 표 참고).

그런 면에서 바이오필름으로의 인식 전환은 미생물학이나 의학에서는 커다란 패러다임의 전환입니다. 세균들의 힘이 훨씬 더 막강하다는 새로운 인식인 거죠. 수많은 항생제나 항균제에도 불구하고 감염병은 증가하고 있는 이유이기도 합니다. 미국 국립보건원National Institutes of Health: NIH 의 추계에 의하면, 약 80% 의 감염병이 바이오필름 때문이라니까요.

이렇게 우리가 늘 접하는 플라크를 바이오필름의 맥락으로 본다면 치과진료에서 구강위생관리가 정말 중요함이 드러납니다. 구강위생활동은 몸 곳곳에 감염병을 일으키는 인체 내 대표적인 바이오필름을 제거함으로써, 우리를 찾는 환자들과 국민들의 건강을 챙기는 활동이니까요.

	플라크 (Plaque)	바이오필름 (Biofilm)
관찰	육안을 통한 임상적 관찰	현미경을 통한 미시적 관찰
시선	외부적	내부적
내부구조와 상호작용	내부구조나 상호작용에 대한 포착 없음	ECM(Extracelluar Matrix), Quorum sensing 등 미시구조와 협업구조 포착
역사	1680년대 레이우엔후부터	1990년대 이후
인식의 발전	세균들이 공동체를 이루어 마치 다세포(Multicelluar) 생물처럼 움직이는 바이오필름의 인식틀로 구강 플라크를 해석함으로써 구강위생관리가 더욱 중요하게 됨	

플라크와 바이오필름의 비교

건물 짓기(1)

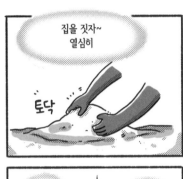

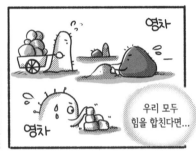

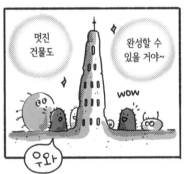

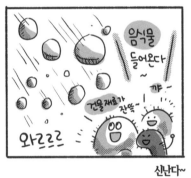

건물 짓기(2)

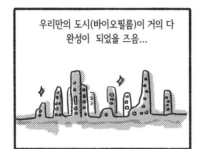

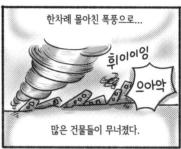

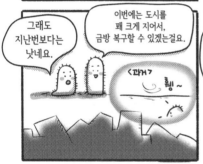

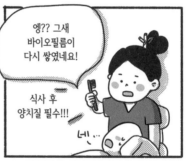

바이오필름 vs 양치질 끝나지 않는 싸움...

건강한 사람과 치주염 환자의 입속세균은 어떻게 다른가요?

저희 병원에서는 잇몸이 좋지 않아 오신 분들을 대상으로 침(타액)을 받아 어떤 세균이 얼마나 살고 있는지를 검사를 하고 있습니다. 지금까지 밝혀진 바로는 우리 입속에는 774종의 세균들이 사는데, 대부분은 그냥 사는 애들입니다.[1] 이를 상주세균commensal bacteria이라고 하고요. 그 가운데 일부는 우리 몸에 유익하다 알려진 애들유익균, beneficial bacteria이고, 또 일부는 우리 입속에서 잇몸병이나 충치를 일으키고 우리 몸 곳곳에도 문제를 일으킬 수 있는 애들유해균, pathogenic bacteria이죠. 우리 병원에서 하는 타액검사는 주로 잇몸이 안 좋아 오신 분들을 대상으로 하니, 타액에 유해균이 얼마나 살고 있는지를 살펴봅니다. 그렇게 나온 세균검사 결과와 엑스레이 검사, 고혈압·당뇨 등 여러 만성질환의 유무, 현재 복용중인 약들 등등을 조합해서, 개개 환자들에 맞는 치료계

획과 구강위생관리 계획을 제시하고 있습니다. 물론 이것만으로는 개인 맞춤형 진료라고 하기엔 많이 부족하지만요.

병원 부설 의생명연구소에서는 구강유해균 검사 결과를 통계적으로 분석하고 데이터를 모으면서 전체 환자군의 흐름을 보고 있습니다. 이렇게 파악한 전체 흐름을 바탕으로 검사 방법을 계속 업데이트하려고 합니다. 며칠 전 지난 6개월 간의 검사결과를 종합한 통계를 정리해 발표하는 시간을 가졌는데요, 담당 연구원의 발표를 들으면서 무릎을 탁 쳤답니다. 일단, 다음 질문에 답해보세요.

1. 건강한 사람의 타액과 잇몸병이 있는 사람의 타액 가운데 어느 쪽에 더 많은 세균이 살까요?
2. 타액세균 가운데 구강유해균만 보면, 건강한 사람과 잇몸병이 있는 사람 가운데 어느 쪽에 더 많이 살까요?

아마도 많은 분이 두 질문 모두 '잇몸병이 있는 사람'이라고 답하셨을 듯합니다. 제 생각엔 과학자들이나 의사들도 대부분 그렇게 답했을 것 같습니다. 2번 질문의 답은 모두의 예상이 맞습니다. 하지만 1번 질문의 답은 달랐습니다. 건강한 사람의 타액에 세균이 더 많이 살고 있었거든요. 이 결과는 기존, 그러니까 최소한 20세기의 미생물학이 말하는 것과는 정반대의 내용입니다. 저는 혹시

우리 결과가 틀리지 않았나 해서 최근의 문헌을 찾아 비교해보았어요. 그런데 그 결과가 일치하더군요.[2]

바로 이 때문에 무릎을 탁 쳤습니다. 왜냐고요? 하나씩 보시죠.

보통 세균이라 하면 질병을 떠올리는 의사나 과학자라면, 당연히 잇몸병이 있는 사람의 타액에 세균이 더 많다고 답했을 겁니다. 세균들이 많아야 병이 생기니, 잇몸병이 있는 사람의 구강에 세균이 더 많아야 한다고 생각하는 거죠. 그런데 앞의 두 질문과 답을 종합해보면, 잇몸병이 있는 사람은 전체 세균의 총량은 적고 대신 구강유해균의 양이 많아요. 타액세균 중 구강유해균의 비율은 잇몸병이 있는 사람이 훨씬 더 높은 거죠(14.17%). 반대로 건강한 사람의 경우, 전체 세균의 양은 많은데 구강유해균의 (절대)양은 적어서, 전체 세균 중 구강유해균의 (상대)비율은 낮습니다(3.36%). 이것을 뒤집어 말하면, 건강한 사람은 잇몸병이 있는 사람들에 비해 유해균이 아닌 상주세균이나 유익균의 수가 훨씬 더 많다는 게 되죠.

수치를 간단히 하여 보면, 건강한 사람의 타액에 100마리의 세균이 있다면 그 중 3마리 정도가 유해균이라는 것이고, 잇몸병이 있는 사람의 경유 세균이 90마리 있는데, 그 중 13마리의 유해균이 있다는 겁니다. 이 결과를 두고 이론적으로 추론해 보면, 구강 상주세균이나 유익균이 유해균이 구강에 부착하거나 증식하고 활동하는 것을 억제하고 있다고 할 수 있고요.

더 나아가 이 결과는, 세균을 병을 일으키는 녀석으로만 여겨서 항생제나 소독제, 계면활성제 치약, 항균비누, 99.9% 살균한다는 항균가글 등으로 세균을 박멸하려고만 나섰던 20세기형 사고방식과는 반대의 모습을 보여주는 것입니다.

첫째, 일단 대부분의 세균은 병을 일으키는 녀석들이 아닙니다. 건강한 사람의 구강에 살고 있는 100마리 중 97마리의 세균들은 그냥 우리 입속을 서식처 삼아 살아가는 녀석(상주세균)들이거나, 우리 입속에 꼭 필요한 녀석(유익균)들이죠. 우리 인간이 지구를 그냥 서식처 삼아 살아가듯이 말이죠. (혹 호모사피엔스는 저 3마리에 속하는 게 아닐까 하는 생각이 스치기도 합니다만.) 구강만이 아닙니다. 우리 몸 곳곳에는 원래 수많은 세균들이 상주세균이나 유익균으로 살고 있습니다. 우리는 못 느끼고 살지만요.

실제로 21세기 미생물학은 피부나 구강, 장 외에도 20세기에는 세균이 전혀 살지 못할 거라고 여겼던 건강한 사람의 폐나 혈관은 물론 심지어 뇌나 태반에조차도 상주세균이 있다고 얘기하고 있어요. 한마디로, 우리 몸은 미생물과의 공존체, 통생명체holobiont라는 거죠. 그리고 그 통생명체의 건강을 위해서는 저 97마리의 세균들을 괴롭히거나 박멸해서는 안 된다는 거고요.

둘째, 그럼 질병은 어떻게 발생할까요? 이 물음에 대한 답은 저 숫자들이 보여줍니다.

1. 상주세균(유익균 포함)과 유해균 비율이 97:3이었던 것이

77: 13으로 바뀐 것.

2. 유해균들이 증식해서 전체적인 유해균의 양이 증가한 것.

말하자면, ① 전체 세균들의 평형homeostasis이나 조화로움sym-biosis이 깨져서 세균들 간의 불균형dysbiosis이 발생했거나, ② 아니면 유해균이 많아져서 우리 몸의 면역이 감당할 수 있는 정도를 넘어섰을 때, 다시 말해 우리 몸과 세균군집 간의 불균형 dysbiosis이 발생했을 때 질병이 생긴다는 거죠.

우리 연구소 데이터를 단순화한 표

	건강한 사람 구강미생물의 균형 (symbiosis)	치주염이 있는 사람 불균형(dysbiosis)
전체 세균	100	90
구강유해균	3	13
구강유해균 / 전체세균 비율(%)	3%	14.4%

구강이 건강한 사람은 전체 세균 대비 구강유해균의 비율이 낮아(3%) 평형을 유지하고 있고, 치주염이 있는 환자들의 경우 전체 세균 대비 구강유해균의 비율이 높아 불균형(dysbiosis)이 발생한 상태다.

여기서 저 불균형dysbiosis란 말에 주목해야 합니다. 이 말이 21세기 미생물학이 설명하는 질병의 원인이거든요. 비단 우리 실험실에서 타액세균으로 확인한 잇몸병에만 국한되는 것이 아닙니다. 장내세균의 '불균형'이 장염을 초래하고, 폐세균의 '불균형'이 폐렴을 만든다는 거예요. 과거 20세기에는 장염은 대장균, 폐렴은 폐렴균 같은 특정 세균을 질병의 원인이라 지목하고, 그것을 항생제로 박멸해 치료한다고 생각했죠.

하지만 항생제는 원래 특정 세균을 꼭 집어서 죽이는 능력은 없어요. 항생제는 유해균(13마리)을 포함한 전체 세균(100마리 혹은 90마리)의 양을 대폭 줄여서, 우리 몸의 면역이 감당할 수 있는 정도로 전체 수를 낮추었을 뿐이에요. 항생제가 도움은 되었지만, 최종 마무리는 우리 몸과 상주세균의 균형이 회복됨으로써 우리 몸의 면역이 해결한 것이죠. 다시 평형symbiosis을 찾았다는 것입니다. 그만큼 (전체 세균의 박멸이 아닌) 전체 세균의 균형이 중요하고 불균형을 조심해야 한다는 겁니다.

셋째, 그렇다면 구강위생을 포함해 위생이란 말이 참 고민이 됩니다. 과거 세균을 질병의 원인으로만 생각했을 때는 항생제나 항균가글을 포함해 세균을 죽일 수 있는 약제들을 최대한 많이 써서 세균을 박멸하면 되었지만, 실제 대부분의 세균은 상주세균이거나 오히려 지킴이라면 어떻게 해야 할까요? 병원균은 죽이고 상주세균이나 유익균에게는 영향이 없거나 오히려 좋은 약제가 있으면 얼마나 좋을까요? 이런 걸 과학에서는 선택성selectivity이라고 하는데, 병원균에는 항균력을, 유익균에게는 비항균력을 갖는 선택적 항균물질을 찾기는 정말 쉽지가 않습니다. 유익균이든 상주세균이든 유해균이든 모두 비슷비슷한 모양과 생리작용을 하는, 말하자면 같은 세균이니까요. 다만 확실히 얘기할 수 있는 것은 있습니다.

먼저, 항균력을 자랑하는 항생제, 항균가글, 비누, 계면활성제의 사용을 최대한 자제해야 해요. 반복해 이야기하지만, 이 모두는 우리 구강, 몸에 정상적으로 사는 100마리의 세균을 겨냥하기 때문이에요. 항생제를 포함해 이런 위생용품들은 선택성을 갖지 않거든요. 오히려 세균군집의 불균형dysbiosis을 초래하죠. 항생제를 오래 쓴 사람에게 장염이 더 잘 생기고, 계면활성제 치약을 오래 쓴 사람에게 구내염이 더 잘 생기며, 피부위생용품을 과하게 쓴 사람들에게 아토피나 건선이 더 잘 생긴다는 거예요. 이들 제품이 직접 피부나 장점막, 구강점막을 훼손할 뿐만 아니라, 그곳에 살고 있는 100마리의 세균을 해치기 때문이죠. 심지어 항균가글을 쓴 사람들은 혈압이 올라가기도 해요. 구강 상주세균이 혈압을 조절하는 물질인 산화질소의 재순환에 기여하는데, 상주세균들을 없애니 이 재순환 과정이 망가지고, 해서 결과적으로 혈압이 올라가는 거죠. 고혈압 있으신 분들은 각별히 조심하셔야 합니다. 그래서 저는 샤워할 때 비누를 쓰지 않고 물로만 샤워를 한 지 오래되었어요. 치약도 합성 계면활성제를 제거한 순한 치약을 쓰죠.

둘째, 구강관리에도 프로바이오틱스 사용에 대해 좀 더 전향적으로 생각해볼 필요가 있어요. 프로바이오틱스는 항생제antibiotics의 상대어로, 우리 몸에 유익한 세균으로 우리 몸을 건강하게 하자는 발상에서 나온 겁니다. 이 말에는 세균 하면 병을 떠올리는 20세기 사고를 이미 극복한 발상이 담겨 있는 거죠. 물론 세균을 상주세균, 유익균으로 나누는 기준이 애매한 경우도 많긴 하지만, 최소한 현재 프로바이오틱스로 시판되는 세균들인 락토바실러스나 비피도박테리움은 여러 과학적 실험과 인체 사용에서 안정성과 효능을 인정받는 것이라 안심이 됩니다. 말하자면 프로바이오틱스는 90마리 중 77마리에 가까운 녀석들의 세력을 좀 더 보태줌으로써, 77 : 13을 97 : 3으로 가게끔 하자는 거예요. 결과적으로 우리 몸의, 우리 구강의 세균들간 평형symbiosis을 찾아주자는 거죠.

현재 변비 예방이나 치료를 겨냥해 장 환경을 개선하는 프로바이오틱스가 압도적으로 많은 상황인데, 앞으로 프로바이오틱스는 피부나 여성의 질, 구강관리 등으로 더 분화발전해 갈 거예요. 해서 프로바이오틱스나 구강유산균을 전향적으로 먹거나 발라볼 것을 권하는 겁니다. 물론 더 좋게는 먹으면 구강도 관리하고 장까지 관리하는 올인원 프로바이오틱스가 있으면 더 좋긴 하겠지만, 현재까진 그런 제품은 눈에 띄지 않네요.

도전! OX퀴즈!(1)

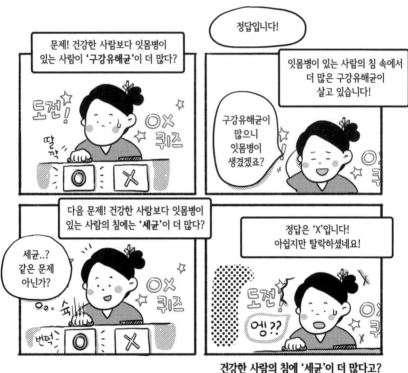

건강한 사람의 침에 '세균'이 더 많다고?

도전! OX퀴즈!(2)

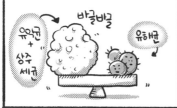

구강 내 '세균'은 유해균뿐만 아니라
'상주세균'과 '유익균'을 포함거든요.

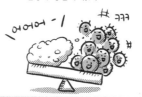

건강한 상태에서는
세균들이 서로 균형을 이루고 있지만
유해균이 증가해 균형이 깨지게 되면
질병이 생길 수 있어요.

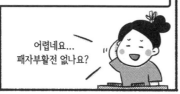

건강한 사람의 침에는 전체 세균의 총량도 많고
유해균과 전체 세균의 비율이 평형을 이뤄
구강 환경의 균형이 유지되는 것일 테고요.

어렵네요...
패자부활전 없나요?

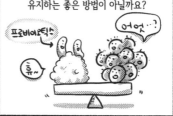

어쩌면 세균을 제거하는 것보다 좋은 균에게
힘을 실어주는 것이 구강환경의 균형을
유지하는 좋은 방법이 아닐까요?

프로바이오틱스를 이용한 연구를 기대합니다!

Q03. 잇몸누수증후군? 잇몸이 샌다는 건가요?

장누수증후군Leaky gut syndrome을 들어보셨나요? 말 그대로, 장 세포에 균열이 생겨 물이 새는 것처럼 장관을 타고 항문으로 향하던 미생물과 독소들이 몸속으로 침투해 들어간다는 겁니다. 그러면 미생물과 독소들이 온몸으로 돌며 여러 문제를 일으키게 되겠죠. 장누수증후군의 옹호자들은 이유 없이 피곤하거나 몸 여기저기 염증이 자주 생긴다거나 할 땐 장누수증후군을 생각해보라 권합니다. 심지어 암이나 심혈관질환처럼 생명을 위협하는 여러 질환도 장누수증후군에서 원인을 찾기도 하고요.

장누수Leaky gut는 일상에서 쉽게 접할 수 있습니다. 변비가 생기면 얼굴에 뽀루지가 납니다. 장과 얼굴은 꽤 멀리 떨어져 있지만, 경험적으로 보면 원인과 결과가 유추됩니다. 항문을 통해 나가야 할 변이 대장에 저류된다면 우리 몸의 미생물 부담bacterial burden은 대폭 커질 테고, 그래서 대장세균이나 그 독소가 장누수를 틈타 혈관을 거쳐 얼굴에 영향을 미쳤다는 논리가 가능합니다. 꼭 변비가 아닌 정상범위의 미생물 부담 상태라도 진통소염제를 복용할 때처럼 장세포를 자극하여 장세포 간 결합에 균열이 커진다면, 역시 장누수증후군이 될 수 있을 겁니다.

장누수증후군은 애초에 영양학자나 대체의학을 하시는 분들에 의해 주장되었고, 주류의학은 대체적으로 회의적인 분위기였습니다. 직접적인 인과관계가 분명치 않다는 이유였죠. 그런데 최근 들어 반전의 조짐을 보입니다. 우리 몸, 특히 우리 장내에 정상적으로 상주하는 세균이 거의 100조에 달하고, 이들과의 긴장과 평화가 우리 몸 건강에 중요한 변수라는 인식이 확산되고 있기 때문이죠.

장내세균과 적절한 균형을 이루려면, 장 내부lumen를 우리 몸 전체와 분리하여 장을 통과하는 여러 물질들이 더 이상 우리 몸을 침투하지 못하게 하는 장세포의 방어막 기능barrier function이 중요할 겁니다. 그래서 이젠 주류의학도 용어는 조금 다르긴 하지만 장누수증후군과 대동소이한 병인론increased intestinal permeability으로 염증성 장염을 비롯한 여러 질환을 설명합니다.[1]

그런데 장에서보다 누수가 더 잘 일어나는 곳이 있습니다. 바로 구강입니다. 특히 치주포켓 하방의 결합상피junctional epithelium에서 자주 일어납니다. 치주포켓 아래에서 치질과 잇몸상피를 접착하는 결합상피는 길이로 보면 약 1mm이고, 세포 수준으로 보면 3~4개의 세포층으로 이루어져 있습니다. 문제는 이 결합상피 간의 결합이 피부세포나 장세포 간의 결합보다 더 느슨하다는 점입니다. 상피 안쪽의 결합조직에 머물며 상피조직을 뚫고 안으로 들어오는 세균이나 독소를 먹어 치우려고 순찰을 돌고 있는 백혈구들마저도 오고 갈 정도니까요.

보통 장세포 간 결합도 $5Å(10^{-10}m)$ 정도 크기의 물질은 통과시켜 우리 몸이 영양소를 흡수하게 합니다. 그런데 구강의 결합상피 세포 간 결합은 수십 $μ(10^{-6}m)$ 크기인 백혈구마저 통과시킬 정도이니 누수의 정도가 어마어마한 차이를 보일 수밖에 없습니다. 그래서 늘 신체조직 내부에 머무는 백혈구가 신체조직 외부인 치주 포켓 속에 있는 치은열구액에서도 발견되는데, 이는 매우 특이한 현상이 아닐 수 없습니다.[2]

더 큰 문제는 이 결합상피와 치아 간의 결합에 있습니다. 결합상피의 현미경적 구조는, 상피 쪽에서는 결합단백질을 만들어 치아와 결합하려 하지만 이미 경화된 치아 쪽 세포에서는 결합단백질을 만들지 못합니다. 그래서 보통 세포 간의 정상적인 결합인 데스모좀desmosome에다가 반쪽이라는 뜻의 접두어 헤미hemi를 붙여 헤미데스모좀hemidesmosome이라 부릅니다. 보통 헤미데스모좀은 상피조직 전체와 그 아래 조직basal layer 간의 결합 위치에서 발견되는데, 치아와 결합상피 간의 결합 역시 헤미데스모좀이라

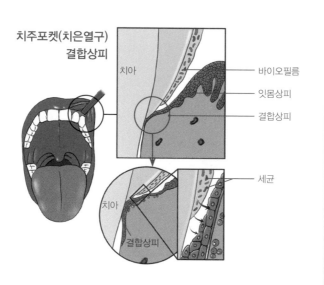

치은열구의 결합상피와 다른 부위 점막 비교

치주포켓(치은열구)
결합상피

치아

바이오필름

잇몸상피

결합상피

세균

치아

결합상피

	피부	구강 점막	장 점막
각질층	있음	없거나 얇음	없음
피부 세포층	여러 층	여러 층	단일층
세포간 결합	단단함	단단함	단단함
약한 세포간 결합	없음	결합상피의 헤미데스모좀	없음
누수 가능성	외부의 물리적 자극이나 염증 이외에는 낮음	결합상피 부분이 매우 높음	높음

매우 특이하지 않을 수 없습니다.

이렇게 치은열구 아래쪽 결합상피에서 상피세포 간, 상피세포와 치아 간 결합이 약하다는 것은, 그만큼 외부 침투에 취약하다는 것을 의미합니다. 말 그대로 잇몸누수증후군leaky gum syndrome의 가능성이 크다는 말이지요.

진료실에서는 이를 늘 접합니다. 치주조직이나 사랑니 주위에 생긴 염증이 얼굴 하방에 커다란 부종abscess을 만드는 경우를 흔히 봅니다. 치주포켓 혹은 치은열구에 머물며 바이오필름을 만들었던 세균들이, 방어벽 기능이 낮은 결합상피를 뚫고 더 깊은 곳으로 침투하여 염증을 일으키는 겁니다. 상피세포 간 결합이 치밀한 피부염증에서는 흔히 보기 어려운 장면입니다.

잇몸누수는 꼭 이렇게 눈에 보이는 급성염증이 아니라도, 최근 들어 만병의 원인으로 지목되고 있는 저도전신염증low grade systemic inflammation의 원인 제공자일 수도 있습니다. 구강 세균은 언제든 온몸으로 침투할 수 있으니까요. 실제로 세균이 혈관으로 침투하는 균혈증bacteremia은 스케일링을 비롯한 가벼운 치과 치료는 물론, 칫솔질이나 음석섭취를 하는 경우에도 일어날 수 있습니다.[3]

20세기 초반에 의학 전체에서 상당한 각광을 받았던 병소감염이론focal infection theory이 최근 들어 다시 주목받기 시작한 것도 같은 맥락으로 보입니다. 충치나 치근단염이 여러 전신질환의 원인이라며 몸이 아프면 발치를 권유하던 시대는 더 이상 오지 않아야 합니다. 대신 국소감염론이 권했던 것처럼 치주질환이 여러 전신적 문제를 가져오기에 구강위생 관리가 중요하다고 얘기하는 치주의학periodontal medicine은 진지한 고려의 대상이 되어야 합니다. 마치 장누수증후군이 상승된 장투과성increased intestinal permeability이란 용어로 재탄생하듯이, 병소감염이론focal infection theory도 치주의학periodontal medicine으로 재탄생하고 있는 것으로 보입니다.[4]

저희 병원과 닥스메디 연구진은 이미 대중화된 장누수에 빗대어 입속세균의 중요성을 학계에 알리고자, 2022년 봄에 〈잇몸누수 Leaky gum〉란 제목으로 SCI 국제학술지에 논문을 개제하기도 했습니다.[5] 그간 잇몸누수로 구글링을 해보면, 이 국내학술지나 몇 사람들의 블로그, SNS, 또 이 책의 결론으로 개제한 국내학술지[6]에 간간히 등장했긴 하지만, 동료심사peer review를 거친 학술지에 전면적으로 등장한 것은 저희 논문이 처음입니다. 개인적으론 무척 영광스러운 사건이 아닐 수 없습니다. 저희 연구소는 이 개념을 이정표 삼아 길게 보고 실증적인 우리 데이터를 쌓아갈 작정입니다.

무엇이 무엇이 똑같을까

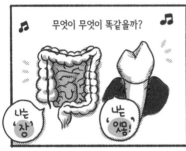

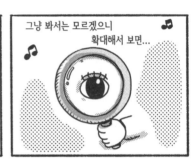

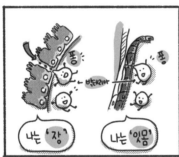

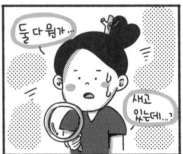

그게 바로 '누수증후군' ♬

잇몸에 누수가?

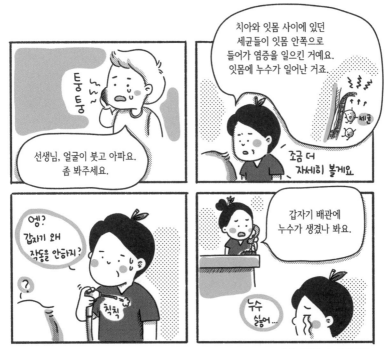

이래 저래 누수가 문제!

Q04. 유익균과 유해균은 어떻게 구분되나요?

혹시 프로바이오틱스probiotics를 드시나요? 최근 코로나와 함께 면역이 중요하다며 프로바이오틱스 업계가 바빠졌다는 소식도 들립니다. 우리 몸의 유익균Good bacteria이란 이름으로 글로벌 프로바이오틱스 시장은 연평균 8.3%의 속도로 시장을 넓혀가고 있다고 합니다.[1] 광고를 보다 보면 가끔 건강한 저도 '한번 먹어볼까?' 하는 생각이 들기도 합니다.

현재 우리나라에서 팔리는 프로바이오틱스에 가장 많이 들어가는 균은 속屬, genus 수준에서 보면 락토바실러스*Lactobacillus* 계열입니다. 유산균, 정확하게는 유산간균으로 번역할 수 있겠네요. 락토바실러스는 유당을 분해해서 산을 만듦으로써 장내 환경을 개선하여 유해균을 억제하고 배변을 촉진하고 면역을 증진시키는 것으로 알려져 있습니다.

그래서 유산균이 우리 몸의 대표적인 유익균으로 꼽히고, 프로바이오틱스가 시장에 등장한 이래 유익균 대 유해균Good vs Bad Bacteria의 구도가 익숙하게 형성되는 듯합니다. 그런데 정말 그럴까요?

락토바실러스는 장에서는 산을 만들어 장내 환경을 개선할지는 모르나, 구강에서 락토바실러스의 산은 치아우식증(충치)을 만듭니다. 락토바실러스는 유명한 뮤탄스S. mutans와 함께 충치를 만드는 세균으로 오랫동안 지목되어 왔습니다. 또한 락토바실러스는 드물기는 하지만, 면역이 약한 사람들에게 오히려 균혈증을 일으켜 생명까지 위협하는 패혈증sepsis을 가져온다는 보고도 있습니다.[2] 염증성 장염이 있는 환자에게 락토바실러스 프로바이오틱스를 먹인 것이 오히려 화근이 되어 균혈증bacteremia을 가져왔다는 보고도 있고요. 그럼 락토바실러스는 우리 몸에 유익균일까요, 유해균일까요?

연쇄상구균Streptococcus 역시 마찬가지입니다. 연쇄상구균은 구강의 대표적인 상주세균이고, 신생아의 구강에 가장 처음 정착하는 세균이기도 합니다. 또 연쇄상구균 역시 산을 만들기 때문에 프로바이오틱스로 쓰이는 경우도 있고요. 하지만 연쇄상구균의 일종인 뮤탄스는 충치를 만드는 세균으로 오랫동안 지목되어 왔습니다. 또 연쇄상구균은 구강이나 구강 주위의 감염에서 가장 많이 발견되는 세균이고, 구강에서 폐나 심장으로 퍼져가 폐렴이나 심내막염을 유발한다고 가장 많이 우려하는 세균으로 꼽히기도 합니다.[3] 그럼 연쇄상구균은 유익균일까요, 유해균일까요?

피부에 사는 포도상구균Staphylococcus은 이런 면을 좀 더 극적으로 보여줍니다. 피부의 대표적인 상주세균인 포도상구균이 유명해진 이유는 포도상구균 속genus의 일종species인 황색포도상구균 중 상당수가 항생제 저항성을 획득했기 때문일 겁니다. 미국인들 조사이지만, 피부에 사는 황색포도상구균 중 약 1% 정도가 이미 항생제 저항 황색포도상구균이라는 겁니다.[4] 말하자면, 메티실린 내성 황색포도구균MRSA: Methicillin Resistant Staphylococcus Aureus이라불리는 이 항생제 저항 포도상구균이 저 멀리 있는 것이 아니라 이미 우리 피부에도 와 있다는 거죠. 유해균의 대표격이라 할 수있는 무시무시한 느낌의 항생제저항 세균도 실은 우리 몸의 상주세균이라는 겁니다.

저는 시간이 날 때마다 산행을 하는데, 요새처럼 더워지는 날씨에는 반바지를 입습니다. 심심찮게 다리에 상처가 나지요. 그 다리의 상처를 뚫고 제 피부에 살고 있는 MRSA가 제 몸에 침투하면 균혈증을 일으킬 겁니다. 그게 걱정되어 더워도 반바지를 입지 못하고 늘 항생제를 먹거나 항생제 연고를 발라야 할까요? 저는 작은 상처는 별로 염두에 두지 않습니다. 깨끗한 물로 잘 씻을 뿐이지요. 문제는 저의 면역에 달렸다고 믿으니까요. 심지어 MRSA라는 무시무시한 세균도 그것이 유해균이냐 상주균이냐를 결정하는

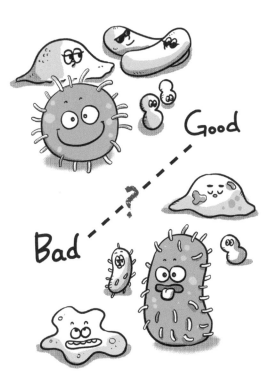

유해균과 유익균을 딱 잘라 구분하기는 어렵습니다. 상대적인 것이니까요. 세균들은 다만 자신의 생존과 번식을 위해 살아갈 뿐이고, 유해함이나 유익함은 우리 몸과의 관계에서 결정됩니다. 세균 활동의 결과가 우리 몸이 감당할 만하거나 우리 몸에 유용한 물질이면 유익하다고 여겨지는 것이죠.

것은 저와의 관계에 있지, 이미 정해진 것이 아니라는 겁니다.

이쯤 되면 유해균과 유익균의 경계가 상당히 낮아집니다. 물론 그렇다고 우리 몸에 해를 주는 병원균은 있을 수 없다거나 유익한 세균의 존재 가능성 전체를 부인하는 것은 아닙니다. 대표적으로 비피도박테리움이나 락토바실러스 계열은 인간과의 오랜 진화과 정에서 인간의 건강에 유익할 가능성이 높다고도 생각합니다. 다만 그것은 상대적일 뿐이라는 겁니다. 그런 유익함마저도 우리 몸과의 관계에서 결정되는 것이고, 녀석들은 다만 자신의 생존과 번식을 위해 살아갈 뿐이지요. 세균 활동의 결과가 우리 몸이 감당할 만하거나 우리 몸에 유용한 물질이면 유익하다고 여겨질 뿐이란 겁니다.

이런 면에서 저는 기회감염opportunistic infection 역시 다시 해석되어야 한다고 생각합니다. 문헌에서는 기회감염을 면역이 약해진 상태에서 상주세균이 일으키는 감염이라 정의합니다. 맞습니다. 한데 조금만 생각해보면, 모든 감염이 기회감염입니다. 구강을 포함한 우리 몸 전체는 늘 세균들이 상주하는 곳이고, 우리 몸의 건강과 질병이 그들과의 긴장과 평화에 의해 결정된다면, 감염이 생겼다는 것은 그 긴장과 평화가 깨진 상황, 즉 기회라는 것을 의미합니다.

이는 최근 코로나 감염에서도 확인되는 사실입니다. 20대 감염자의 사망률이 매우 낮고 80대 이상의 사망률이 20%에 이르며 기저질환의 유무가 중요하다는 것은, 그 긴장과 평화의 깨짐은 누구에게나 어디서나 있고 그 결과는 우리 몸과의 관계에서 결정된다는 것을 알게 해줍니다. 감염의 기회가 특별한 상황이 아니라는 거죠.

유해균과 유익균의 얘기를 접할 때마다 스스로 생각합니다. '나는 좋은 사람인가, 나쁜 사람인가?' 모르겠습니다. 다만 상황에 따라 결정될 듯합니다. 좋은 인연에 닿아 있으면 좋은 사람이 될 테고 나쁜 인연에 닿아 있으면 나쁜 사람일 거라고, 나아가 좋고 나쁜 그런 관념 역시 인간이 만든 하나의 상想일 뿐일 거라고요. 같은 생명체로서 세균 역시 마찬가지라고 봅니다. 유익균과 유해균의 갈림은 자신들끼리의 인연, 인간과의 인연에서 결정될 것이라고, 그런 관념은 인간이 만든 상을 세균에 들이댄 것이라고요.

그래서 유익균, 유해균을 따지기보다는 우리 몸을 잘 돌보는 전체적인 위생활동이 중요하지 않을 수 없습니다. 위생활동은 우리 몸 미생물의 전체적인 부담microbial burden을 줄여 우리 몸이 감당할 수 있는 정도만 미생물을 남기려는 활동입니다. 잘 싸서 장내 세균의 양을 줄이고, 잘 씻어서 피부 세균의 양을 줄이는 활동 등입니다. 그 중에서도 자칫 평생 쌓일 수 있는 치주포켓 내의 세균의 양을 줄이는 구강위생은 위생활동의 으뜸이 아닐 수 없습니다.

유해균 vs 유익균

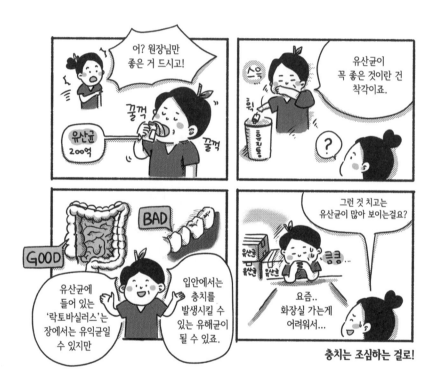

충치는 조심하는 걸로!

그때그때 달라요~

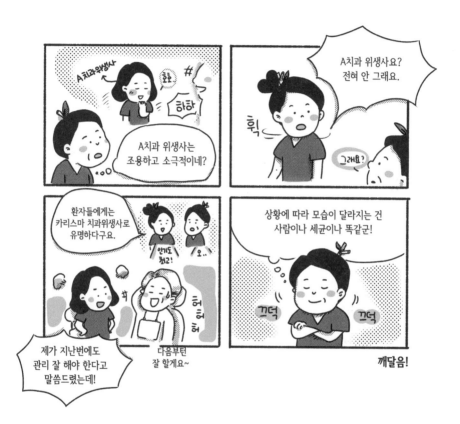

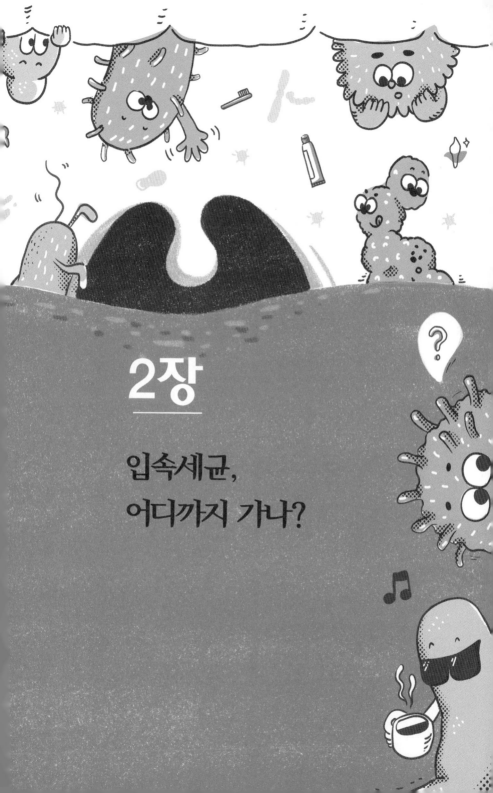

2장

입속세균, 어디까지 가나?

Q 05. 균혈증은 얼마나 위험한 건가요?

균혈증菌血症, 말 그대로 균이 혈관에 침투했다는 의미입니다. 이건 영어 bacteremia를 번역한 것인데, 세균bacter과 혈액emia을 합한 말이죠.

구글에 균혈증 혹은 bacteremia를 검색해보면, 균혈증은 늘 패혈증敗血症, sepsis과 붙어 다닙니다. 균혈증이 대개는 일시적으로 그치는 반면, 패혈증은 혈관 속 세균이 대폭 증식하여 혈류를 따라 몸 기관 곳곳으로 가는 동시에 이를 방어하기 위한 우리 몸의 염증 반응이 일어나는 겁니다. 심하면 폐를 비롯한 우리 몸의 여러 장기들이 기능부전에 빠질 수 있죠. 그래서 패혈증에는 기관들의 기능부전을 의미하는 패혈증 쇼크가 늘 따라다녀요. 그만큼 세균이 혈관 안에 침투한다는 것은 의사들이나 과학자들에게 위험의 신호로 다가오죠.

우리 일상에서 균혈증을 일어날 가능성은 늘 존재합니다. 반려견에 물린다든지, 산행하다가 상처가 난다든지, 침이나 주사를 맞았다든지……. 물론 수술하거나 치과에서 발치를 했다면 균혈증은 당연히 생기죠. 이렇게 일상적으로 일어나는 균혈증이 패혈증까지 가는 것을 걱정해 늘 항생제를 바르거나 먹어야 할까요? (실제로 상처 났을 때 바르는 연고에는 항생제가 포함되어 있습니다.)

균혈증은 대부분 일시적transient bacteremia으로만 일어납니다. 우리 몸의 방어기능, 면역세포 덕입니다. 우리 몸의 면역세포들은 우리 피부와 구강과 장관, 혹은 다른 어디라도 미생물에 노출되면, 심지어 혈관으로 들어온 세균들까지도 포식phagocyte해서 분해하거나 서로 긴장관계를 유지하며 균형을 통해 우리 몸의 염증반응이 너무 과하기 않게 조절하죠. 그래서 가벼운 상처가 나거나 심지어 발치를 해도 늘 항생제에 기댈 필요는 없습니다. 항생제는 꼭 필요할 때에만 사용해야 하죠. 그러지 않으면 항생제 저항성이라는 더 큰 문제를 키울 수 있죠. 그래서 저는 산행하다가 생기는 크고 작은 상처도 깨끗이 씻어 내 몸이 스스로 낫기를 기다리고, 발치나 간단한 구강 수술에도 항생제를 처방하지 않습니다.

문제는 균혈증이 일시적으로 그치지 않고 패혈증이나 전신염증systemic inflammatory response으로 가는 경우입니다. 또 균혈증에서 패혈증으로 건너가는 경계를 집어내는 것은 어려운 일이에요. 패혈증은 우리 몸의 전신적 염증반응이라 흔히 생체징후 혹은 활

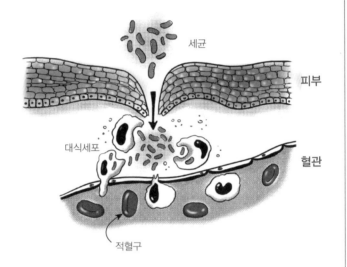

세균

피부

대식세포

혈관

적혈구

균혈증은 대부분 우리 몸의 방어기능, 면역세포 덕에 일시적으로만 일어납니다. 우리 몸의 면역세포들이 우리 피부와 구강과 장관, 혹은 다른 어디라도 미생물에 노출되면, 심지어 혈관으로 들어온 세균들 까지도 포식해서 분해하거나 서로 긴장관계를 유지하며 균형을 통 해 우리 몸의 염증반응이 너무 과하지 않게 조절합니다.

력징후vital sign의 변화를 동반합니다. 체온이 올라가거나 떨어지고, 호흡이나 심박동수가 빨라지거나 느려지고, 혈압도 올라가거나 떨어지죠. 모두 몸의 바이탈사인의 평형homeostasis이 깨진 것이에요. 병원에서는 이들 바이탈사인을 통해 환자의 상태를 해석하고, 혈압·체온·호흡 등의 바이탈사인을 정상적인 범위로 유지하기 위해 약도 쓰고 기기도 사용해합니다. 그런 일이 필요하죠. 하지만 핵심은 이 전신적 염증반응 해결하는 것입니다. 원인부위와 원인균을 찾아내서, 균을 향한 항균제를 투여하고 우리 몸을

균혈증과 패혈증의 증상과 원인, 대처방법		
	균혈증 (bacteremia)	패혈증 (sepsis)
증상	없음	바이탈사인(vital sign) 의 변화
원인	미생물의 침투	우리 몸의 염증반응(Systemic Inflammatory Response)
대처	평소의 적절한 생활습관, 위생관리	항생제, 항염제, 바이탈사인의 평형을 되찾기 위한 처치

향한 항염제를 투여하는 것이죠.

그럼 늘 균혈증에 노출되는 우리 몸을 패혈증까지 가는 길목, 균혈증과 폐혈증의 경계에 서지 않게 하는 방법은 없을까요? 예방할 수 있는 방법은 뭘까요? 쉽지 않은 일이지만 가능한 방법이 없지는 않습니다.

일단 구글 스칼러Scholar에 균혈증에 대한 첫 문헌으로 검색되는 것은 1954년에 발표된 글입니다.[1] 리뷰 문헌인 이 글은 그간의 여러 실험적 연구를 소개하며, 동시에 우리 생활과 의학적 처치 모두가 균혈증(나아가 미국인들의 최종 걱정거리인 심내막염)을 초래할 수 있다고 걱정합니다. 그래서 이런 경우 페니실린을 포함한 항생제를 추천하고 있어요. 치과 처치전 예방 차원에서 항생제 투여가 권고된 것이 이 즈음인 1955년부터인데, 아마도 이 문헌 역시 그런 흐름의 영향권 안에 있었을 겁니다. (현재 치과 치료전 예방적 항생제 투여 권고 가이드라인은 당시에 비해 대상도 대폭 줄었고, 투여량도 대폭 줄었습니다.) 또 '균혈증에는 페니실린(항생제)'이라는 구도가 일시적이거나 정상적인 균혈증과 패혈증을 구분하지 못하게 하는 출발이지 않을까 싶습니다.

이렇게 20세기 전반에 포착된 균혈증이 조금씩 더 공포의 대상으로 여겨지고 패혈증의 전조증상으로 다가오게 된 데에는 다른 이유도 있습니다. 바로 항생제내성항생제저항성, antibiotics resistance이 확대되고 있는 것이죠. 항생제내성의 대표격인 MRSA는 항성제 내

성을 획득한 황색포도상구균*Staphylococcus aureus*을 말하는데, 황색
포도상구균은 원래 우리 피부에 흔히 살고 있는 세균입니다. 피부
만이 아니라 우리 몸 전체에 살고 있기도 하죠. 피부에 상처가 생
겼거나, 장누수나 잇몸누수가 생긴다면, 피부나 점막에 살고 있
던 황색포도상구균이 혈관을 침투합니다. 만약 이 녀석들이 약해
진 우리 몸의 면역을 뚫고 패혈증으로 가려하면 항생제로 잡아야
겠죠. 그런데 그 녀석이 마침 항생제 내성을 획득한 MRSA이라면,
약발이 안 먹힐 것이고 그러면 패혈증쇼크로 갈 가능성이 커지겠
죠. 한 문헌[2]에 의하면, 황색포도상구균 균혈증(정확하게는 패혈
증)으로 인한 사망률이 점점 높아져, 심지어 AIDS나 결핵, 간염
으로 인한 사망률보다 높다고 합니다. 이런 일이 벌어지는 원인은
항생제 남용이 빈번해지면서 그만큼 항생제 저항성이 커지고 있기
때문이죠. 말하자면, 균혈증이 패혈증으로 가는 길목을 막으려면
역설적으로 세균을 항생제와 같은 약이나 항균제품으로 다루려는
습관을 줄여야 한다는 거죠.

더욱이 21세기 마이크로바이옴 연구와 더불어 둘을 구분할 필요
가 더 커지고 있죠. 건강한 사람의 혈액에도 원래 세균이 살고 있
다는 보고가 계속되고 있기 때문입니다. 원래 혈액에 세균이 산다
면 원래 균혈증 상태일 테니, 심지어 굳이 균혈증이란 말로 그 의
미를 부각시킬 필요가 없다는 생각도 들어요. 2010년대 무렵까지
지배적이었던, 건강한 사람의 폐는 무균공간이라는 도그마가 쉽게

허물어졌듯이, 건강한 사람의 혈액, 뇌, 자궁 등등 모든 곳이 미생물로부터 자유롭지 않으며, 역으로 우리 몸 곳곳이 미생물이라는 오래된 친구와의 통합체, 즉 통생명체holobiont라는 증거가 쌓여가고 있기 때문입니다. 이런 취지로 저는 감염infection이란 말 역시 재검토되어야 한다 생각합니다. 이것은 안으로in 세균이 침투했다fect는 어감이기 때문이에요. 우리 몸이 통생명체라면, 우리 몸을 건강한 상태로 유지하는 것과 평소 건강한 위생이 중요하다는 매우 상식적인 결론에 이르게 됩니다.

정리하자면, 균혈증은 그 자체로 문제가 아닙니다. 우리 혈관으로 들어온 세균이 문제일 경우도 있지만, 실은 우리 몸이 더욱 문제라는 것이죠. 우리 몸이 건강하다면, 건강하게 우리 몸속 동반자인 미생물과 긴장과 균형을 유지한다면, 균혈증이든 감염이든 문제가 아닌 것이죠. 역으로 우리 몸이 피곤한 상태이거나 나이 들어 허약해졌거나, 스트레스를 받아 면역이 약해진 상태라면, 혹은 플라크가 덕지덕지 낀 잇몸처럼 미생물 부담이 과한 상태가, 그것도 항생제 내성 세균에 의한 부담이 지속된다면, 언제든지 문제가 발생할 수 있어요.

최근 코로나 사태를 겪으면서 우리는 이것을 체험하고 있습니다. 누구는 증상이 심하고 누구는 감기보다 약하게 지나가는 것은 미생물과 우리 몸의 관계를 잘 보여주는 거죠.

특히 입속은 균혈증이 자주 생기게 곳입니다. 치과에서의 발치나 스케일링을 할 때는 물론이고 이를 닦을 때나 심지어 식사를 할 때에도 잇몸에 상처가 생길 수 있고, 또 특유의 잇몸 점막 구조로 잇몸누수가 자주 일어나는 곳이기도 합니다. 치주염이 있다면 그 균혈증은 더 자주 생기죠.

그래서 이 이야기에서도 평소 제가 자주 강조하는 결론에 이르게 됩니다. 건강의 시작은 입속세균 관리에서!

균혈증(1)

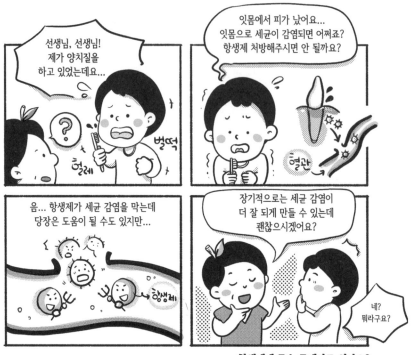

항생제에 무슨 문제라도 있나요?

균혈증(2)

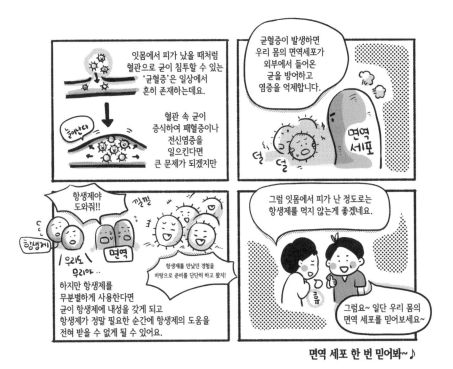

잇몸에서 피가 났을 때처럼 혈관으로 균이 침투할 수 있는 '균혈증'은 일상에서 흔히 존재하는데요.

혈관 속 균이 증식하여 패혈증이나 전신염증을 일으킨다면 큰 문제가 되겠지만

늘어난다

균혈증이 발생하면 우리 몸의 면역세포가 외부에서 들어온 균을 방어하고 염증을 억제합니다.

덜 덜

면역 세포

항생제야 도와줘!!

깔깔

항생제

우리도

면역

우리야..

항생제를 만났던 경험을 바탕으로 준비를 단단히 하고 왔지!

하지만 항생제를 무분별하게 사용한다면 균이 항생제에 내성을 갖게 되고 항생제가 정말 필요한 순간에 항생제의 도움을 전혀 받을 수 없게 될 수 있어요.

그럼 잇몸에서 피가 난 정도로는 항생제를 먹지 않는게 좋겠네요.

유

그럼요~ 일단 우리 몸의 면역 세포를 믿어보세요~

면역 세포 한 번 믿어봐~ ♪

Q06. 입속세균이 혈압을 낮춘다고요?

1998년 노벨의학상의 주제이기도 한 산화질소NO, Nitric Oxide가 거론되는 가장 흔히 이유는 혈압조절 능력 때문일 겁니다. 혈관을 이완시켜 혈압을 조절하는 물질로 알려져 있으니까요. 혈관이 팽창이 되어야 하는 남성 발기와 연관되어 거론되는 것도 그런 이유에서죠.

산화질소의 역할은 비단 혈압조절에만 그치지 않습니다. 현재 여러 각도로 조명되고 있죠. 예컨대 면역을 높이고, 항염 항암 능력이 있으며, 심지어 수명연장, 장수물질, 항노화 물질로도 꼽히고 있습니다. 장수연구의 모델인 예쁜 꼬마선충의 장수 유전자를 활성화시켜 수명을 대폭 늘렸단 연구가 보입니다.[1] 어떻게 그럴 수 있을까요? 분자적 메커니즘으로 보면 텔로미어telomere가 덜 짧아지게 하는 효소를 만들고 미토콘드리아의 재생을 돕는다는 내용이 현재 탐색 중입니다.

갈수록 더 조명되고 있는 이 산화질소가 우리 몸에서 만들어지고 유지되는 과정은 매우 복잡해 보이지만, 한 가지 분명한 것이 있습니다. 그 재료(전구물질, 아질산염, 질산염)들이 재활용된다는 겁니다.

혈관을 돌며 혈관이완을 포함해 여러 역할을 하던 산화질소 재료들은 침샘에서 필터링되어 입안으로 나옵니다. 그래서 타액 속의 산화질소 재료들의 농도는 혈액에 비해 20배 이상 높습니다. 이처럼 타액 속에 농축된 산화질소 재료들은 외부에서 음식으로 들어오는 또 다른 재료들과 합해지고, 입안에 상주하는 세균들에 의해 화학적으로 바뀐 이후에(환원 과정) 소화관을 통해 다시 혈관으로 흡수됩니다. 이런 재활용과정을 산화질소의 장타액 순환 enterosalivary circulation이라고 하지요. 우리 몸의 산화질소의 약 25%가 이런 장타액 순환을 통해 재활용된다고 알려져 있습니다 (다음 페이지 그림 참고).[2]

결국 혈관건강, 장수의 핵심물질로 조명받고 있는 산화질소가 원활히 재활용되는 것이 중요하겠지요. 그럼 재활용이 더 많이 이루어지게 하려면 어떻게 할까요? 상식적인 세 가지 방법이 있습니다.

첫째, 좋은 음식을 먹으면 됩니다. 시금치 같은 채소류에 산화질소의 재료들이 많다고 합니다. 시금치를 먹으면 힘이 불끈 솟아나는 근육맨 뽀빠이를 연상하면 됩니다.

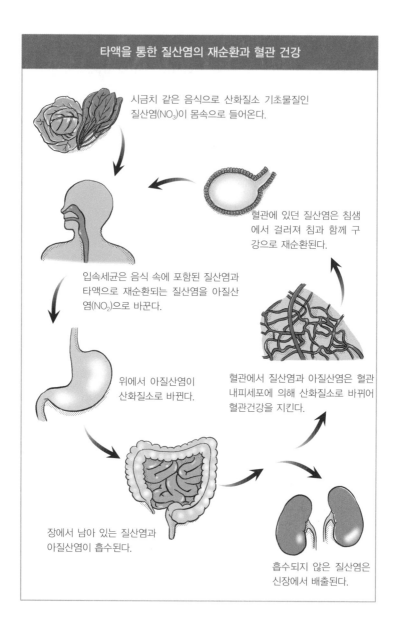

타액을 통한 질산염의 재순환과 혈관 건강

시금치 같은 음식으로 산화질소 기초물질인 질산염(NO_3)이 몸속으로 들어온다.

혈관에 있던 질산염은 침샘에서 걸러져 침과 함께 구강으로 재순환된다.

입속세균은 음식 속에 포함된 질산염과 타액으로 재순환되는 질산염을 아질산염(NO_2)으로 바꾼다.

위에서 아질산염이 산화질소로 바뀐다.

혈관에서 질산염과 아질산염은 혈관 내피세포에 의해 산화질소로 바뀌어 혈관건강을 지킨다.

장에서 남아 있는 질산염과 아질산염이 흡수된다.

흡수되지 않은 질산염은 신장에서 배출된다.

둘째, 꼭꼭 오래 씹어야 합니다. 오래 씹으면 침이 많이 나올 겁니다. 당연히 그 안에 포함되어 있는 산화질소 재료들이 더 많이 입안으로 쏟아져 나옵니다. 그래서 저는 개인적으로 최소한 30번씩 씹고 30분 동안 밥 먹기를 실천하는 중입니다. 천천히 씹으면 자연스럽게 많이 나오는 침은 비단 입안에서 윤활작용을 하고 탄수화물을 소화하는 역할에 그치지 않고, 우리 생명에 꼭 필요한 물질이기 때문입니다. 이렇게 보면 늘 입안에 고여 있는 침이 달리 느껴집니다. 인터넷 동의보감에 이런 대목이 나옵니다.

"입에 있는 물을 화지華池라 하고 옥천玉泉이라고도 한다. 《황정경》에, '옥천의 맑은 물로 영근靈根을 적신다. 살펴서 수련하면 장수할 수 있다'고 하였다. 영근이란 혀를 가리킨다."[3]

셋째, 입안의 상주미생물을 잘 보존해야 합니다. 아마 대부분의 치과의사가 그럴 텐데, 기본적으로 저는 가글액을 좋아하지 않습니다. 입안의 정상적인 환경을 비틀기 때문이죠. 특히 99.9% 세균 잡는다는 가글액은 바로 그 때문에 경계해야 합니다. 입안에는 정상적으로 살아야 하는 세균들이 많기 때문입니다.

가글액 중에서 특히 헥사메딘heximedine은 강한 항균력을 자랑합니다. 그래서 치과에서 오랫동안 발치나 임플란트 수술 후 항균 가글제로 사용되어 왔죠. 1970년에 처음 등장해 포비돈Povidone-iodine과 비슷한 정도이거나 더 강한 항균력을 보여 수술실에서 표면 소독제로도 쓰이는 헥사메딘은 치과 소독의 최적의 표준gold standard처럼 여겨집니다. 하지만 구강 내 감염을 일으키는 세균을 겨냥하여 처방되는 헥사메딘은 그 역할은 충실히 수행한다 해도 최종 목적에는 맞지 않을 수 있습니다. 구강 내 병적 세균을 감소시켜도 실제 숙주인 환자의 구강창상을 치유해야 할 섬유아세포에 위해한 작용을 해, 창상치유를 더디게 할 수 있기 때문입니다.

헥사메딘은 구강창상을 치유해야 할 섬유아세포에게는 위해한 작용을 하기 때문입니다. 섬유아세포를 헥사메딘에 노출시키면, 헥사메딘의 농도가 올라갈수록 세포가 죽어나가며 숫자도 줄어들고, 돌기가 없어지며 활성도도 떨어짐을 보여줍니다.[4] 이쁜 아니라 헥사메딘은 처음 등장했을 즈음부터 혀와 잇몸, 치아의 색깔이 변하고, 미각이 훼손되고, 심지어 구강염과 알레르기를 일으키는 등의 부작용이 보고되어 왔습니다.[5]

산화질소와 관련해서도 헥사메딘은 입안에 정상적으로 살아야 할 미생물을 변화시킨다는 걱정이 대두되고 있습니다. 헥사메딘의 강한 항균력이 구강미생물총의 혼란dysbiosis을 가져온다는 겁니다. 당연히 구강 내 미생물에 의해 이뤄져야 할 산화질소의 재활용이 이루어지지 않게 되겠지요. 헥사메딘이 구강미생물을 변화시켜 혈압을 높인다는 임상실험 결과까지 발표되기도 했습니다.[6] 이 실험은 헥사메딘으로 가글을 한 후에 구강미생물에 많은 변화가 일어났고, 특히 산을 만드는 세균의 양이 증가해 결과적으로 타액의 산성화가 진행되고, 타액과 혈액 안에서 질산염과 아질산염의 농도가 낮아졌다는 결과를 보여줍니다. 또 헥사메딘 사용 전후의 혈압을 비교했더니 수축기 혈압이 상승하는 경향을 보였습니다. 그래서 이런 추론이 가능합니다.

정상적인 구강미생물의 훼손 → 구강미생물에 의한 산화질소NO의 재활용 훼손 → 질산염 아질산염 농도 낮아짐 → 산화질소NO 낮아짐 → 산화질소의 혈관이완 능력 훼손 → 혈압상승

결론적으로, 우리 구강의 정상 세균을 99.9% 살균한다는 가글액 헥사메딘의 처방에 좀더 신중을 기해야 할 듯합니다. 계면활성제를 사용해 거품이 많이 나는 치약 역시 마찬가지로 경계해야 합니다. 구강 내 살아야 하는 세균은 구강건강만이 아니라 혈압을 유지하는 산화질소 재활용의 1등 공신들이니까요.

침이 보약

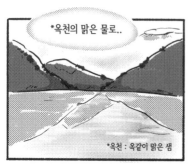

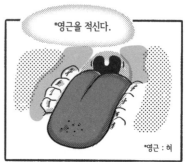

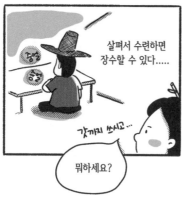

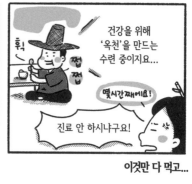

셀프건강보조제

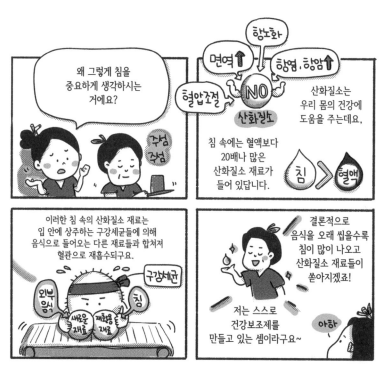

중요하게 생각할 만하죠?

Q07. 입속세균과 염증, 만성질환은 어떤 관련이 있나요?

21세기 들어 마치 전염병처럼 퍼지고 있는 고혈압·당뇨·고지혈증 같은 만성질환을 어떻게 다뤄야 할까요? 건강검진 수치에서 혈압이나 혈당, 혈중 콜레스테롤이 높다면 약을 쉽게 처방하고 먹게되죠. 하지만 이처럼 약을 쉽게 생각하는 건 금물입니다. 아시다시피 모든 약에는 부작용이 있기 때문이죠. 게다가 고혈압이나 당뇨, 고지혈증 약은 평생 먹어야 한다고 여기는 흐름이 있는데, 부작용 많은 약들을 평생 먹어야 한다면 부작용 역시 그만큼 클 수밖에 없을 겁니다. 긴 호흡으로 보면, 몸에 아무런 증상도 없는데 약을 늘 달고 살아야 한다는 이런 흐름은 수십만 년 사피엔스의 역사에서 고작 20~30년밖에 안 된 매우 기괴한 현상으로 보입니다.

물론 이런 만성질환은 실제로 우리의 건강과 생명을 위협하는 심혈관질환을 만들 수 있는 위험요소risk factor이긴 합니다. 해서 운동과 건강한 음식, 스트레스 조절 등 생활습관으로 관리를 해야 하죠. 이런 관리가 먼저이고, 약은 만약을 위한 마련해둔 비책과 같은 수단이 되어야 해요. 하지만 현실은 그렇지 않죠. 갈수록 만성질환에 대해 약을 권하는 대상은 더 넓어지고 있는 실정입니다. 고혈압, 당뇨, 고지혈증 같은 심혈관질환의 위험요소를 대사성질환metabolic disease으로 질병화하고 이를 약으로만 다루려는 태도는 과도한 의료화over medicalization라는 지적[1]도 참고해볼 만합니다. 심혈관질환의 위험요소들을 생활습관의 개선으로 접근한다면, 입속세균 관리 역시 중요하게 다뤄져야 합니다. 치주질환이 이런 만성질환을 가져오고 악화시킬 수 있다는 데이터가 충분히 쌓여 있거든요.

당뇨가 있으면 치주질환이 생기고 악화시킬 수 있다는 것은 오래된 담론입니다. 최근으로 올수록 당뇨에서 치주질환으로 넘어가는 도식이 역방향인 치주질환에서 당뇨로 넘어가는 도식으로까지 확대되어가고 있음을 주목해야 합니다. 치주질환이 있으면 당뇨가 악화되고, 치주 처치를 잘 받으면 당뇨가 일정정도 개선된다는 겁니다. 말하자면, 당뇨와 치주질환의 관계는 일방통행이 아닌 쌍방영향이라는 거지요.[2]

입속세균은 혈압을 조절하는 산화질소의 재순환에 핵심역할을 합니다. 이른바 산화질소의 장타액순환이지요.[3] 당연하게도 치주질환이 있으면 혈압이 높습니다.[4] 평균 수축기혈압과 이완기혈압이 3정도 높아진다고 하는데, 이는 수축기혈압이 대개는 고혈압의 기준인 130~140 내외 정도에 모여 있어 혈압약을 먹을지 말지를 판단하는 데 중요한 갈림길 역할을 할 수 있습니다.

고지혈증 역시 마찬가지예요. 우리나라 국민건강영양조사 자료를 토대로 한 연구[5]에 의하면, 총 콜레스테롤 수치는 건강한 사람에 비해 치주질환이 있는 사람들에게서 더 높고(186 vs 192), 흔히 나쁜 콜레스테롤이라고 알려진 LDL 역시 치주질환이 있으면 더 높으며(110 vs 113), 흔히 좋은 콜레스테롤이라 알려진 HDL은 치주질환이 있으면 더 낮다고 합니다(52 vs 48).

만성질환과 치주질환, 입속세균의 연관성에 대한 데이터가 이렇게 쌓여간다면, 당연히 입속세균 관리와 치주치료로 만성질환 환자들에게 도움을 줄 수 있게 될 것입니다. 실제로 치주염이 있는 사람들을 대상으로 스케일링을 비롯한 잇몸염증 치료를 시행한 후, 3개월, 6개월, 12개월 후에 각각 혈중 콜레스테롤 수치를 검사했더니, 총 콜레스테롤 수치는 낮아지고 HDL은 높아지고 LDL은 낮아지는 결과를 보여주기도 합니다.[6] 무엇보다 평소의 칫솔질을 포함한 구강위생 관리나 치주치료는 부작용이 없습니다. 또한 비단 혈당이나 혈압, 콜레스테롤 등의 수치만 개선하는 것이 아니라, 치매나 암 등의 위험요소를 낮추고, 우리 몸 전체가 건강한 일상을 살 수 있도록 도울 수 있으니 금상첨화가 아닐 수 없습니다.

그럼 입속세균이나 치주질환이 치매·암·만성질환 등 다양한 질병들과 연결되는 이유는 뭘까요? 이 물음에 우리는 다름 아닌 염증;inflammation에 주목해야 합니다.[7] 그 중에서도 증상은 약하거나 없고 또 우리 몸의 특정부위에서 생기는 만성염증이 우리 몸과 건강을 갉아먹는다는 것입니다. 과거에는 염증과는 별로 상관없이 별도로 이해하던 암이나 심혈관질환은 물론, 고혈압·당뇨·고지혈증 역시 염증과 연관해 이해하는 폭이 커가고 있습니다. 그리고 그런 만성염증의 대표격은 당연히 우리 국민이 가장 많이 병원을 찾는 이유인 치주염이 아닐 수 없습니다.

20세기 동안 염증은 급성염증을 가리켰습니다. 이미 2000년 전에 셀수스Celsus라는 로마시대 의사에 의해 정립된 '붓고 아프고 벌겋게 되는 염증'이지요. 실제 제가 처음 개업한 1990년대 후반만 하더라도, 충치나 잇몸병 때문에 사랑니 주위가 부어서 온 환자들이 주를 이루었습니다. 다행이 이런 급성염증은 병원에서의 적극적인 치료와 항생제와 소염제, 나아가 보다 적극적인 개인 위생활동으로 많이 줄어들었습니다. 염증, 그 중에서도 급성염증을 이렇게 해결한 것은 20세기 동안 인간의 수명이 두 배 정도 늘어난 가장 큰 이유일 겁니다.

이런 상황에서 21세기에 들어서 만성염증이 주목받는 것은 당연합니다. 수명이 두 배 정도 늘어난 상태에서 더 오래 살기 위한, 그러면서도 더 건강하게 살기 위한 인간의 욕망에서 출발한 탐색이 계속되면서, 21세기 의과학은 만성염증을 새롭게 바라보고 있습니다. 만성염증으로 인해, 우리 몸 곳곳에 염증성 사이토카인pro inflammatory cytokine 레벨이 올라가는 등의 상태가 지속되면, 저강도 전신적 만성염증반응low grade, systemic, chronic inflammatory response syndrome으로 인해 치매나 암, 만성질환들이 초래된다는 겁니다. 말하자면, 만성염증이 만병의 위험요소로 인식되고 있는 것이죠. 이를 표로 정리하면 다음과 같습니다.[8]

그런데 염증은 워낙 광범한 개념이라, 한번 더 의문이 생깁니

필자의 임플란트 관리 프로토콜

	급성염증	만성염증
증상	붓는다, 아프다, 벌겋게 된다, 고름이 나온다.	증상 거의 없음
진단	눈으로 보아 확인 가능. 필요하면 엑스레이나 세균 검사	바이오마커 검사 (염증성 사이토카인, C반응성 단백질 등)
예	감기, 폐렴, 장염, 급성잇몸병 등	암의 잠재원인, 고혈압, 당뇨, 고지혈증, 노화, 암 등의 잠재적 원인, 대부분의 치주질환
원인	미생물	생활습관 (음식, 위생, 스트레스 등)
태도	치료	예방
해결	약 (항생제, 항염제 등)	약? 생활습관!
시기	~20세기 중후반	20세기 후반 ~ 21세기

다. 예를 들면 이런 겁니다. 심혈관을 막히게 하는 죽종atheroma이 만들어지는 원인, 혈관내피 세포에 염증이 생기는 보다 구체적인 원인은 무엇일까요? 1차적으로 세균이 거론됨이 자연스럽습니다. 우리 몸은 구강과 장을 포함한 소화관에 거의 100조에 달하는 세균이 살고 있고, 우리 몸은 그런 상주세균과의 긴장과 평화를 통해 건강을 유지하는 통생명체holobiont이니까요. 그래서 피부와 점막에 의해 차단되던 상주세균들이 피부나 점막의 상처같이 일정한 틈이 생기면 그 틈을 비집고 혈관으로 침투하는 현상균혈증, bacteremia 역시 일상적으로 늘 있을 수 있습니다. 다만 그런 균혈 상태가 우리 몸의 면역세포를 포함한 방어능력에 의해 제어되고 있을 뿐이죠. 그런데 그 방어능력이 훼손되거나 침투하는 세균의 부담bacterial burden이 너무 과해지면, 우리 몸 곳곳에 문제가 생길 가능성이 크고, 심혈관질환도 그런 문제 중 하나라는 겁니다. 그 염증의 결과가 너무 심각해 우리가 늘 알람을 켜고 있는 거고요.

　그럼 좀더 구체적으로 들어가 보죠. 대체 어떤 세균들이 우리 몸에 염증을 일으키는 걸까요? 실은 모든 세균이 그럴 가능성이 있습니다. 우리 몸의 세균들은 우리가 지구를 터전 삼아 살아가듯 우리 몸을 터전 삼아 생존과 번식을 위한 활동을 하면서 살아가는데, 그 세균들의 생명활동이 결과적으로 우리 몸에 좋으면 그 세균은 유익균이 되고 안 좋으면 병적세균이 될 뿐이죠. 그래서 대부분의 우리 몸 세균들은 잠재적으로 언제나 염증을 일으킬 수 있

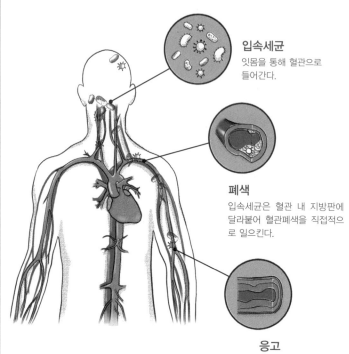

입속세균

잇몸을 통해 혈관으로
들어간다.

폐색

입속세균은 혈관 내 지방판에
달라붙어 혈관폐색을 직접적으
로 일으킨다.

응고

구강 세균은 염증 반응을 일으켜 혈관을 부풀게
하고 혈류를 감소시키고 응고를 증가시킨다.

입속에서는 균혈증이 일상적으로 일어납니다. 다만 우리 몸의 면역세를 포
함한 방어능력에 의해 제어되고 있을 뿐이죠. 그런데 그 방어능력이 훼손되
거나 침투하는 세균의 부담 과해지면, 우리 몸 곳곳에 문제가 생길 가능성이
커집니다. 심혈관질환도 그런 문제 중 하나이죠.[12]

는 기회감염균opportunistic pathogen들이기도 합니다. 그러더라도 현재 심혈관에 염증을 일으킨다고 과학자들의 눈에 포착된 세균들이 있기는 합니다. 헬리코박터*Helicobacter*나 클라미디어*Chlamydia*, 진지발리스 같은 녀석들이죠.[9]

그 중에서도 특히 진지발리스는 심혈관염증을 일으키는 문제아로 주목받고 있습니다. 심혈관질환으로 사망한 사람의 심혈관에서 100% 진지발리스가 검출되거든요.[10] 동물실험에서도 진지발리스를 접종해 균혈증을 유발한 돼지의 혈관에서 염증이 생기고 동맥이 막히는 것이 확인되었죠.[11] 이 모든 걸 종합해보면, 치주질환이 있는 환자들이 칫솔질 같은 일상적인 활동으로도 생길 수 있는 균혈증에 의해 동맥경화의 위험에 노출될 수 있다는 추론이 가능합니다. 이런 이유로 전자의학논문 사이트인 펍메드PubMed에 치주질환periodontitis과 심혈관질환cardiovascular을 연관시키는 연구를 검색해보면 폭증하고 있는 것을 볼 수 있습니다.

만성염증 가운데 가장 많이 인간을 괴롭히는 것은 치주질환입니다. 저는 입속세균을 연구하고, 구강위생 관리의 의미를 재음미하면서 치과의사란 직업을 재해석하게 되었습니다. 일상적인 만성염증 관리, 미생물 조절, 입속세균 관리를 통해 저를 찾는 환자들이 평생 건강하게 살 수 있도록 도울 수 있다는 겁니다. 치과의사나 치과위생사, 그리고 일반인들에게도 잇몸누수의 의미가 널리 알려져 보다 건강한 삶을 살 수 있는 길이 좀 더 넓어지길 기대해 봅니다.

지방 없애기

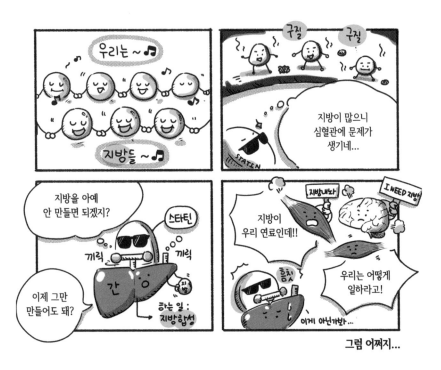

그럼 어쩌지...

건강을 위해?

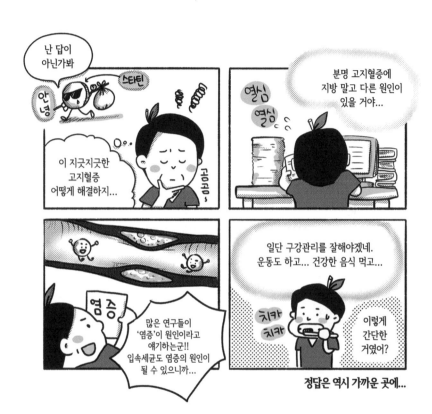

정답은 역시 가까운 곳에...

Q08. 입속세균과 치매가 관련이 있다고요?

병원 건너편 요양병원에 입원해 계신 치매 환자분이 내원하셨습니다. 거동이 불편하시니 칫솔질을 제대로 할 수 없으셨겠죠. 입안 전체에 허옇게 백태가 끼어 있습니다. 가족이 있으면 좀 더 신경 써서 입안을 들여다볼 테지만, 요양시설에 근무하시는 분들이 구강위생까지 챙기기는 쉽지 않겠죠. 그분들 역시 병원에 살러 오시는, 이른바 사회적 입원 환자들을 챙기시느라 힘드실 테니까요

그러더라도 요양병원에서 오시는 분들의 입안을 보면 많이 아쉽습니다. 병원에서 가장 하기 쉬운 약으로만 대처하는 것은 아닐까 하는 생각이 많이 들거든요. 치매 혹은 인지기능장애의 원인이랄 수 있는 것은 너무 많기도 하고 동시에 특정 원인을 집어내기 어렵기 때문에, 가능하면 그런 다양한 원인을 커버하기 위해 운동, 음식, 음악, 미술치료 등 다양한 접근들이 많이 시도되고 있는데, 아

직 그런 다양한 접근들이 보편화되어 있지는 않은 것 같아요. 저의 일상에 비춰보면, 만약 얼굴 아래가 퉁퉁 붓는다면 원인을 찾아 없애주거나 가능한 염증을 낮추기 위해 주위를 깨끗이 소독하는 것이 기본인데, 그런 기본적인 것보다는 쉽게 항생제나 소염제만 처방해서 염증을 낮추려는 느낌이라는 거죠. 치매에 현재 사용되는 약들은 아직 치매라는 특정 뇌질환에 대한 효과 여부가 논란일 만큼 실제 효과는 미미하고 많은 부작용이 따라다니는데 말이죠.

저에게는 조금 심한 인지기능장애가 있는 어머니와의 경험이 쌓여가고 있는 중입니다. 요양병원을 거부하시고 약도 좋아하지 않으시는 어머니는 거의 매일 병원의 제 방으로 오시는데, 오실 때마다 저는 몇 가지 비타민과 프로바이오틱스를 챙겨드립니다. 또 작은 돈이지만 용돈도 드립니다. 무엇보다 입안을 깨끗이 관리해드리려고 신경 쓰고 있어요. 제가 잘 할 수 있는 일이고, 또 구강위생과 치매와의 연관이 매우 크다는 사실이 입증되어 가고 있기 때문이죠.

2021년 11월에 미국 나스닥 상장사 코르텍심Cortexyme이란 회사가 642명의 인지기능장애 환자들을 대상으로 48주간을 지켜보는 대규모 임상실험을 통해 두 가지 중요한 사실을 밝혀냈어요.

첫째, 구강에 진지발리스 세균이 발견되는 인지기능장애 환자들에게 진지발리스를 겨냥한 약을 투여했더니, 위약에 비해 50% 정도의 인지기능 약화가 예방되었습니다.

둘째, 구강위생활동을 통해 입속 진지발리스를 감소시켰더니 인지기능이 더 좋아졌습니다.

말하자면, 구강세균인 진지발리스가 치매라는 매우 다양한 원인이 의심되는 질환다원인질환, multifactorial disease의 원인 가운데 하나이고, 또한 치매 치료의 타깃이라는 거예요. 지금까지 어마어마한 돈이 들어간 치매약 개발이 모두 실패한 상태인데, 최소한 제가 알기론 이 정도까지, 50% 정도까지 인지기능 감퇴를 방어하는 약은 없었어요. 이런 이유로 우리 재단과 연구소는 닥스메디라는 구강제품 제조회사와 손잡고 이 주제로 보건복지부에 치매극복 연구과제를 신청하기도 했습니다.

코르텍심의 결과는 저의 어머니의 경우와도 일치해요. 저는 어머니의 타액으로 구강세균 검사를 해서 인지기능을 체크하는 간이정신상태검사MMSE: Mini-Mental State Examination 검사결과와 비교해보고 있어요. 처음 구강세균 검사에서 어머니의 구강에는 진지발리스의 양이 엄청 높게 나왔어요. 보통 구강상태가 안 좋은 사람에게 진지발리스의 양은 5000 정도인데, 어머니의 경우는 100만이었거든요. 어머니 역시 잇몸상태가 썩 좋은 상태는 아니었지만 아주 심한 정도는 아니었는데, 심한 잇몸병이 있는 경우보다 훨씬 더 많은 진지발리스가 검출되더라는 거죠. 이후 전 함께 근무하는 치과위생사 선생님한테 부탁해서 어머니의 입속관리를 계속 해드리고 있어요. 그 결과 진지발리스의 양은 줄어들고 있어요. 인지기능 역시 좋아졌다고는 단정하기 어렵더라도 유지하고는 있어요. 적어도 이것만은 확실히 말할 수 있습니다. 요양병원에 계시는 것보다는 신체기능과 인지기능이 훨씬 더 좋게 유지되고 있다고요.

코르텍심의 결과는 어머니 경우만이 아니라 저희 병원에서 쌓아가는 여러 데이터들과도 일치해요. 저희는 인지기능을 겪고 있는 환자분들의 동의를 얻어 구강세균의 양과 MMSE 검사 결과를 쌓아가고 있거든요. 그래서 저희는 지역사회 요양시설이나 노인복지관과의 협업하여 어르신들의 구강위생 관리를 통해 인지기능이 감퇴되지 않도록 도와드리고 있어요. 동시에 구강위생과 함께 운동, 영양 등도 살펴가고 있고요.

그럼 대체 어떻게 구강세균인 진지발리스와 치매가 연결되는 걸까요?

구강에는 잇몸누수가 일어나는 특별한 공간이 있기 때문이에요. 구강에 원래 서식하는 진지발리스는 잇몸이 좋지 않아 잇몸주머니가 깊어지면 더 많이 서식하게 되고, 그러면 잇몸은 더 약해지게 되죠. 이런 과정에서 증식한 진지발리스가 잇몸 속으로 들어와 혈관벽을 뚫고 혈류를 타고 전신을 향하게 된다는 거예요.

혈류를 타고 뇌에 이른 진지발리스는 뇌에 만성염증을 만들 수 있어요.[1] 입안에 진지발리스가 많은 상태가 10년, 20년 지속된다고 생각해 보세요. 실제 환자들 중에는 그런 분들이 많아요. 어떻게 보면 잇몸이 좋지 않은 대부분의 만성잇몸병 환자들이 그런 상태일 수 있죠. 증상이 없고, 증상이 있다고 해도 죽을 병은 아니고, 또 치과 갈 때의 이런저런 부담 때문에 약으로 자기관리 하는 경우가 많잖아요. 그런 상태가 만성적으로 지속되면, 진지발리스가 혈류를 타고 뇌 혈관에 도달할 수 있겠죠. 게다가 나이가 들면 뇌 혈관을 감싸고 있는 혈액뇌장벽BBB: blood-brain barrier이 약해집니다. 말하자면, 뇌를 보호하는 특별한 장치가 느슨해지는 뇌누수Brain Leakage가 일어나는 거죠. 진지발리스는 그 틈을 비집고 뇌 안으로 향하죠. 적은 양이라도 진지발리스가 뇌조직에 침착하기 시작하면, 뇌조직은 이를 방어하기 위한 활동을 할 것이고, 그 때 생기는 베타아밀로이드나 타우단백질은 치매의 대표적인 표지자Biomarker이기도 합니다. 이것이 바로 뇌의 저강도 만성염증이라는 것이고요.

치매나 인지기능 장애를 뇌의 만성염증으로 해석하는 것은 비교적 최근에 나온 설명 방식입니다. 현재 치매의 원인으로 꼽히는 대표적으로 것이 베타아밀로이드β-amyloid가 뇌에 축적된다는 거예요. 이것을 근거로 '아밀로이드 가설'이 세워지고 이 이론에 입각해서 치매약을 개발하기 위해 미국에서 2020년 한 해 동안만 조 단위의 돈이 투자되었어요. 결과는 완전히 실패한 상태고요. 과학자들과 투자자들은 참 난감했겠지만, 한쪽에서는 대안을 찾았겠죠. 그리고 아밀로이드가 항균물질이었다는 것이 밝혀지면서 아

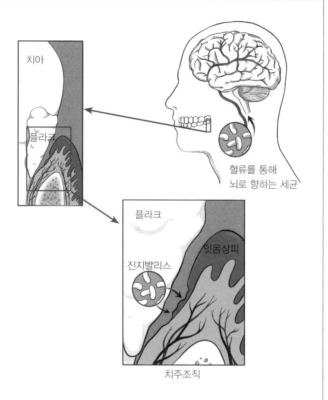

잇몸에서 혈류를 통해 뇌에 이르는 진지발리스

치아

플라크

혈류를 통해
뇌로 향하는 세균

플라크

잇몸상피

진지발리스

치주조직

만성잇몸병이 지속되면, 진지발리스가 혈류에 침투하여 뇌 혈관에 도달할 수 있습니다. 게다가 나이가 들면 뇌 혈관을 감싸고 있는 혈액뇌장벽이 약해집니다. 말하자면, 뇌를 보호하는 특별한 장치가 느슨해진다는 거죠. 진지발리스는 그 틈을 비집고 뇌로 향합니다. 적은 양이라도 진지발리스가 뇌조직에 침착하기 시작하면, 뇌조직은 이를 방어하기 위한 활동을 할 것입니다. 이것이 바로 뇌의 저강도 만성염증입니다.

밀로이드 가설은 더 흔들리기 시작해요. 치매의 표지자로 오랫동안 여겨왔던 베타아밀로이드가 알고 보니 치매의 원인이 아니라 결과일 수 있다는 거죠. 마치 불 난 곳에 소방차가 있으니 소방차를 방화범으로 본 격이랄까요. 이처럼 함께 나타나는 동반현상 association이 원인과 결과cause & effect로 치환되는 것을 연구에서 가장 조심해야 하는데, 치매연구에서도 그런 일이 벌어졌다는 거예요.

그런데도 아직도 많은 연구개발자들과 허가당국이 베타아밀로이드 가설을 끌어안고 있고, 심지어 이 가설에 입각한 아두카누맙Aducanumab이라는 약이 미국 식품의약국 FDA에서 시판 허가를 내기도 했죠. 이 약을 투여한 환자들의 MRI 영상에서 베타아밀로이드가 조금 감소했지만, 실제 임상에서 인지기능이 좋아지진 않았고, 40% 가까운 사람들이 뇌 부종 같은 부작용을 보였는데도 말이죠. 그래서 어떤 이는 이런 현상을 실패를 인정하기엔 너무 커져버린 아밀로이드 가설이라고 꼬집기도 해요. 연구자들 사이에 아밀로이드 가설을 부정하면 왕따를 당하거나 연구비 배정도 잘 안 되니 당파성도 있다는 고발이 되기도 하고요. 세상 살다 보면 자신의 실패나 오류를 인정하기엔 일이 너무 커져버린 경험을 할 수 있는데, 심지어 사람의 생명을 다루는 연구에서도 이런 일이 일어난다는 게 무섭기도 합니다.

여하튼 치매를 만성염증으로 해석하고 이를 치료해 보려는 시도는 아밀로이드 가설의 대안이기도 해요. 오랫동안 뇌 안에서 세균이 관찰된다는 보고가 있어온 것이 그 바탕이 되었어요. 실제로 트레포네마Treponema같이 구강에도 서식하는 세균들이 시신의 뇌에서 관찰된다는 것이 1990년대부터 보고되어 왔거든요. 이런 연구는 다른 연구자들에게 의심받거나 주목을 받지 못했지만요. 그러다 우리 몸의 염증을 낮춰주는 프로바이오틱스가 치매나 인지기능 장애에도 효과를 보인다는 얘기가 나오면서 점점 힘을 더 얻었어요. 프로바이오틱스는 장내세균을 개선할 텐데, 이 장내세균 개선효과가 장과 연결된 뇌(뇌장축) 기능을 개선시킬 수 있다는 거죠. 뇌의 만성염증 상태가 개선되었다고 볼 수 있고요.

치매나 인지기능 감퇴를 뇌의 만성염증으로 본다면, 전 장내세균의 개선도 좋지만 구강세균의 개선이 훨씬 더 효과를 볼 수 있다고 생각하고, 여기에 주목하고 있어요. 제가 치과의사로서 늘 구강세균을 의식하기 때문이기도 하지만, 장내세균은 구강세균과 달리 직접 컨트롤하는 것이 쉽지 않다는 이유도 있어요. 또 잇몸누수증후군, 뇌에서 발견되는 구강세균, 치아의 개수와 인지기능의 연관성 등등이 근거가 되죠. 그래서 코르텍심의 임상결과에 주목하고, 어머니와의 경험을 바탕으로 우리 병원을 찾아 주시는 어르신들을 비롯한 여러 분의 데이터들을 만들고 있는 겁니다.

오해

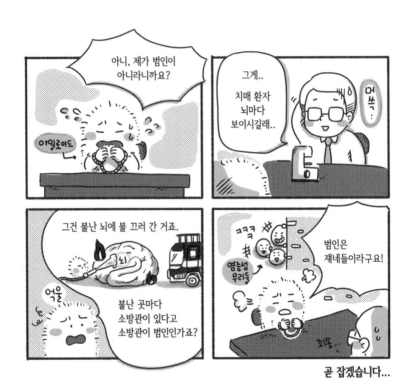

곧 잡겠습니다...

할머니, 우리 할머니

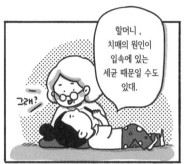

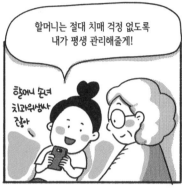

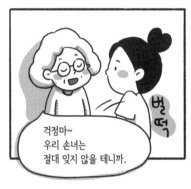

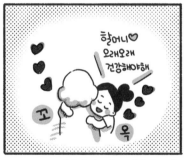

치매가 정복되는 세상이 오길...

입속세균이 암의 원인도 된다고요?

대장암과 푸소박테리움

입속세균이 이런저런 암을 일으킬 수 있다는 정황은 많은 문헌들에서 확인되고 있는데요, 그 중에서도 가장 인과관계가 뚜렷하게 확립되고 있는 곳은 대장암 분야로 보입니다. 모든 암이 그렇듯, 대장암 역시 유전자나 생활습관을 포함해 여러 요인들이 위험요소로 지적되어 왔죠. 그런데 좀 더 구체적인 원인자로 입속세균인 푸소박테리움*Fusobacterium*이 지목되고 있다는 겁니다.

일단 대장암 조직을 채취해 PCR 검사를 해보면 푸소박테리움이 많이 검출됩니다. 또 같은 대장암 환자라도 푸소박테리움이 검출된 환자와 그렇지 않는 환자들의 예후를 비교해보면, 푸소박테리움이 검출된 대장암 환자의 예후가 좋지 않고 생존율도 떨어집니다. 실험실에서 암조직과 푸소박테리움을 함께 배양하면, 암의 증식이 더 많이 되었고요. 푸소박테리움이 FAD라는 효소를 포함해 이런저런 분자적 작용으로 암의 시작과 증식, 전이, 예후 등을 악화시킨다는 거지요.[1]

그런데 대장암 조직에서 발견되는 푸소박테리움은 어디에서 왔을까요? 바로 구강입니다.[2] 대장암 조직의 푸소박테리움과 타액의 푸소박테리움의 유전자를 비교했더니, 완전히 같은 균주strain 임이 확인되었어요. 입속세균인 푸소박테리움이 소화관을 통해, 혹은 잇몸누수에 의해 혈관을 거쳐 대장조직까지 가서 암을 일으킨 것이지요. 특히 혈관을 거치는 경로가 좀 더 유력하게 꼽히고 있습니다. 말 그대로, 잇몸누수를 통한 구강에서 대장으로의 전이라는 거죠.

그렇다면 대장암 환자의 입속세균 관리를 통해 구강의 푸소박테리움을 줄여준다면, 환자들의 건강한 삶에 도움을 줄 수 있지 않을까요? 가능성은 충분합니다. 대장암 환자들을 대상으로 구강위생 관리를 통해 대변 속 푸소박테리움을 줄일 수 있다는 결과를 보여주는 연구가 이미 나오고 있으니까요.

입속세균과 췌장암 조기진단

췌장암을 진단받으면 93% 정도가 5년 안에 사망한다고 합니다.[3] 조기발견이 어렵고 공격성이 크기 때문이죠. 모든 암이 그렇듯 췌장암도 최종적으로는 조직검사를 통해 확진됩니다. 그런데 조직을 떼려면 장기 가운데 특히 안쪽에 자리하고 있는 췌장까지 들어가야 하니, 그 전에 복부 CT 등으로 관찰하기도 합니다. 하지만 이 역시 조영제를 먹고 CT를 찍어야 하는 복잡함이 있습니다. 좀 더 간단하게 조기 검진할 수는 없을까요?

췌장암의 조기진단을 위해 늘 건강의 위험요소로 등장하는 비만과 당뇨를 포함해 다양한 탐색이 이루어지고 있습니다. 그 가운데 현재까지 많이 거론되는 췌장암 진단표지자biomarker로 항원 CA 19-9입니다. 정확도를 따질 때 민감도와 특이도를 살펴보는데요, 민감도란 정말 암이 있는 환자를 암이 있다고 진단해주는 능력을 말하고, 특이도는 암이 없는 사람을 없다고 판단해주는 능력을 말합니다. CA 19-9의 민감도sensitivity는 80%, 특이도specificity는 90% 정도입니다. 물론 둘 다 높은 것이 가장 이상적인 표지자겠지만, 이 가운데 군이 따지자면 민감도가 좀 더 중요합니다. 혈액검사에서 CA 19-9가 일정수준 이상이면, 80% 정도 췌장암일 가능성이 있다는 것이고 그래서 조직검사를 포함한 확진검사가 요구된다는 의미이지요.

80% 정도의 이 수치를 좀 더 올려 진단의 정확도를 높이는 방법은 없을까요? 있습니다. 미생물, 그 중에서도 입속세균을 이용하는 것이죠. 혈당을 낮추는 인슐린을 분비하고 하루 1리터의 소화효소를 만들어 소장에 쏟아내는 췌장은 소화기관으로 분류됩니다. 그리고 구강부터 항문에 이르는 소화관은 우리 몸에서 미생물이

가장 많이 서식하는 곳이죠. 우리 몸에 사는 미생물이 치주질환이나 장염과 같은 여러 질병의 시작과 진행에 관여할 수 있다는 것은 쉽게 유추가 됩니다. 그래서 췌장암과 미생물에 대한 탐색이 시작되었고, 가장 먼저 지목된 미생물은 위암과 위궤양을 일으킨다는 저 유명한 헬리코박터 파이로리*H. pylori*였습니다. 하지만 연구자들은 파이로리와 췌장암의 연관에서 일관성 있는 결과는 만드는 데 실패했습니다.[4]

그래서 눈을 돌린 곳이 구강입니다. 구강 역시 많은 미생물 살고 있어 음험한 병원균의 저장고로 꼽혀왔기 때문이지요. 대표적인 연구는 미국 암예방협회에서 진행한 비교연구입니다. 361명의 췌장암 환자와 371명의 건강한 사람의 타액 미생물을 비교했더니, 입속에 진지발리스*Porphyromonas gingivalis*와 AA*Aggregatibacter actinomycetemcomitans*가 있는 사람들이 췌장암 걸릴 확률이 2배 정도 높았습니다. 이 두 세균은 오랫동안 치주질환을 일으키는 가장 중요한 세균으로 지목되어 왔지요. 또 렙토트리키아*Leptotrichia*라는 세균이 있는 사람이 상대적으로 췌장암 걸릴 가능성이 낮았습니다.[3] 이 논문이 실린 〈거트Gut〉라는 학술지는 소화기 내과에서 가장 권위가 있는 저널 중 하나입니다.

좀 더 인상적인 연구도 있습니다. 췌장암 환자와 건강한 사람의 타액 미생물을 비교했더니, 엘롱가타*N. elongate*와 미티스*S. mitis*가 췌장암 진단의 표지자로 쓰일 수 있다는 것입니다. 췌장암이 있는 사람과 건강한 사람들이 타액에서 이 두 세균의 검출 정도가 확연히 구분되기 때문이죠. 이 두 세균을 가지고 췌장암을 진단할 수 있는 민감도는 96.4%, 특이도는 82.1%에 이릅니다. 이 정도면 최소한 현재 가장 많이 거론되는 CA 19-9보다 정확도가 높습니다.[5]

그럼 구강미생물이 거리도 멀고 깊숙한 곳에 있는 췌장에 암을 만들 수 있는 이유가 뭘까요? 모든 과학적 연관이 그렇듯이, 현재 가능성 정도를 놓고 여러 방면으로 찾고 있는 중입니다. 그 내용을 최근 저널[3] 내용을 정리해 보면 이렇습니다.

첫째, 구강 미생물이 혈류를 통해 췌장에 도착해 문제를 일으킨다는 것입니다. 잇몸병이 있으면 양치할 때 피가 나죠. 뿐만 아니라 우리가 의식하지 못하더라도 칫솔질이나 심지어 밥 먹을 때도 구강미생물은 혈류를 침투할 수 있습니다. 실제로 구강미생물은 췌장의 도관에 끼어 있는 플라그에서도 발견되니까요.

둘째, 구강미생물 중에서 특히 진지발리스의 독특한 능력입니다. 진지발리스는 인간의 면역세포를 피해 다닙니다. 설사 이 녀석이 혈류를 침투해 췌장까지 도달하고 거기서 문제를 일으키는 과정에서 인간의 면역세포가 그 녀석을 감지하고 대처할 텐데, 그걸 피해 다닌다는 것입니다.

셋째, 게다가 진지발리스는 AA나 다른 세균들과 협업하여 문제를 일으킵니다. 구강이든 췌장이든 원래 세균이 살고 있지만 평소에는 문제를 만들지 않습니다. 세균들도 우리 몸을 서식처 삼아 나름의 공동체를 이루어 살고 있을 뿐이죠. 그런데 진지발리스가 나타나면 원래 있던 세균들의 공동체에 균열이 생깁니다. 진지발리스가 다른 세균들의 공동체를 헤집어 놓거든요. 그러면 세균총의 불균형dysbiosis이 생기고, 이것이 질병을 만든다는 것입니다. 실제로 진지발리스의 이런 위험한 능력은 다른 여러 연구에서도 확인됩니다. 심지어 어떤 학자들은 진지발리스를 구강미생물 군집의 선동가community activist로 비유하기도 합니다.[6]

여하튼 결론적으로 채취하기도 간단한 구강미생물이 몸 깊은 곳의 위험한 췌장암을 조기진단하는 데 사용할 수 있는 날이 점점 가까이 오고 있습니다.[7] 대장암이나 췌장암 외에도 구강암, 식도암 등 여러 암의 원인으로 의심되는 입속세균을 관리하는 구강위생 관리의 중요성이 더욱 커지고 있고요.

진지발리스나 푸조박테리움과 같은 구강내 세균들은 ① 지속적인 염증, ② 면역반응 촉발, ③ 대사과정 조절, ④ 미세환경 변화, ⑤ 세균과 바이러스의 상호작용 등을 통해 암을 유발할 수 있습니다.[8]

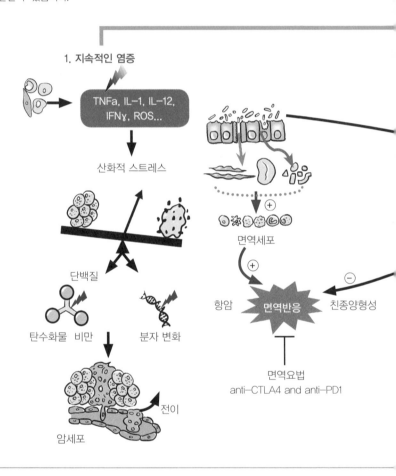

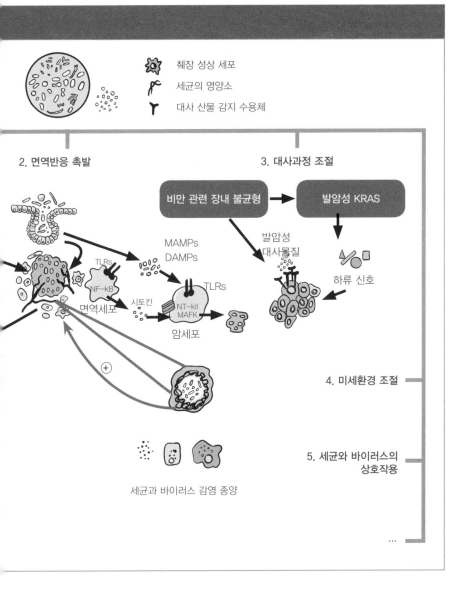

췌장 성상 세포

세균의 영양소

대사 산물 감지 수용체

2. 면역반응 촉발

3. 대사과정 조절

비만 관련 장내 불균형 → 발암성 KRAS

MAMPs
DAMPs

발암성
대사물질

TLRs

NF−kB

하류 신호

시토킨

면역세포

TLRs

NT−kII
MAFK

암세포

(+)

4. 미세환경 조절

**5. 세균과 바이러스의
상호작용**

세균과 바이러스 감염 종양

...

침묵의 살인자

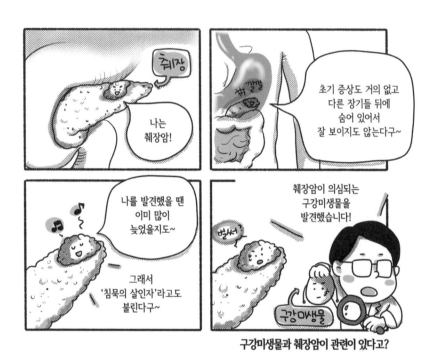

구강미생물과 췌장암이 관련이 있다고?

구강에서 췌장까지

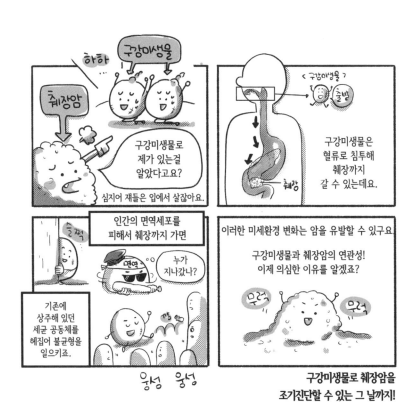

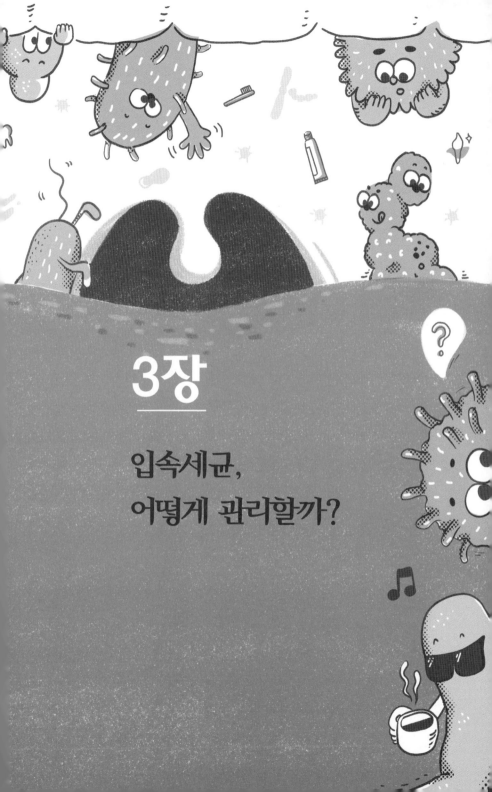

3장

입속세균,
어떻게 관리할까?

Q10. 칫솔질로 플라크가 얼마나 제거될까요?

문명화된 사회에서 칫솔질은 이제 가장 기본적인 생활습관이 되었습니다. 그런 기계적인 세척이 구강 플라크를 제거하고 치은염을 개선하는 효과가 분명하니까요. 1966년에 나온 고전적인 연구에 의하면, 칫솔질은 하지 않으면 바로 플라크 침착이 시작되고, 5일 정도 후부터는 치은염이 생기기 시작합니다.[1] 그러다 칫솔질을 시작하면 바로 플라크는 제거되고, 치은염 역시 빠르게 좋아집니다. 그래서 칫솔질은 20세기 후반 들어 개인위생과 치주처치의 기본으로 자리 잡고 있습니다. 심지어 6mm 이상의 깊은 치주포켓을 가진 사람들도 14일 정도 진행된 전문가 칫솔질subgingival root brushing을 받는 것만으로도 치주포켓이 1.8mm 감소되었다는 연구가 있을 정도입니다.[2]

그렇더라도 칫솔질은 더 개선되어야 할 듯합니다. 일반적으로

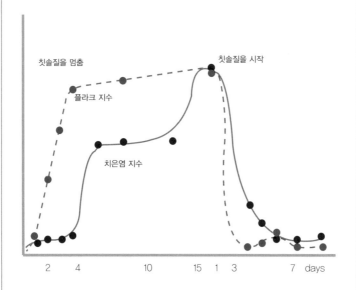

칫솔질로 제거되는 플라크

칫솔질을 멈춤

칫솔질을 시작

플라크 지수

치은염 지수

2 4 10 15 1 3 7 days

칫솔질을 하지 않으면, 바로 플라크가 쌓이기 시작하고, 그 후
4~5일 정도부터 치은염이 생기기 시작합니다. 이후 칫솔질을
다시 시작하면 플라크는 빠르게 감소하고, 치은염 역시 빠르게
개선됩니다. 지금은 일견 당연한 것으로 보이는 1966년의 이 연
구1는, 칫솔질의 플라크 제거 효과와 염증제거 효과를 보다 확실
하게 보여줌으로써, 칫솔질이 전 인류에 보편화되는 하나의 계
기로 작용하였습니다. 이 그래프는 1966년 연구결과를 수정한
것입니다.[1]

칫솔질을 하면 구강 플라크가 얼마나 제거될까요? 제거되는 비율로 따지면 실제론 그리 높지 않습니다. 180명의 청소년들을 대상으로 28일 동안 칫솔질 교육을 시켜가며 플라크를 측정해 보았더니, 칫솔질 이후에도 거의 60%가량의 플라크가 남아 있습니다.[3] 특히 치간부interdental space의 플라크 제거 효과는 더 실망스럽습니다. 치주포켓이나 치간 사이를 닦기 위한 칫솔질 방법인 바스 방법Bass method이나 와타나베 방법toothpick method으로 하더라도 치간 부위 플라크 제거효과는 채 40%가 되지 않습니다.[4]

그래서 구강미생물 및 잇몸병 연구자들은 칫솔질로는 평평한 부위는 잘 닦일지 몰라도 치간은 거의 닿지 않는다고 오랫동안 걱정해 왔습니다.[5] 칫솔질의 플라크 제거 효과에 대한 논문들을 평가한 종합리뷰에서는 평균 42% 정도라고 추정하기도 하고요.[6]

하지만 이것마저도 치주 포켓이 깊지 않은 건강한 사람들을 대상으로 한 수치입니다. 알다시피 포켓이 깊으면 깊을수록 그 안의 플라크는 제거하기가 어렵거나 불가능한 경우가 많습니다. 치주포켓 안은 어찌 보면 평생 바이오필름이 조금씩 쌓이는, 세균들의 유일한 은신처일 수 있습니다. 피부의 바이오필름은 우리가 손을 씻거나 샤워를 하면 씻겨나가고, 장내 세균들의 바이오필름은 음식과 대변에 의해 쓸려나갈 텐데, 치주포켓 안의 바이오필름은 치아를 발거할 때까지는 그대로 온전하니까요.

우리는 이런 현상을 실제로 진료실 현장에서 늘 봅니다. 칫솔질 교육이 필요한 환자분들께는 치면세균막착색제disclosing agent라는 시약을 치아에 바른 후 칫솔질을 하게 하고 그 시약이 얼마나 남아 있는지를 체크합니다. 그 시약은 플라크에 침착되어 칫솔이 닿지 않는 부분은 빨갛게 착색되어 남습니다. 칫솔질 이후에도 상당히 많은 부분에서 빨간 시약이 남아 있는 경우가 대다수입니다.

그래서 전 환자들에게 늘 소소건치小小建齒를 얘기합니다. 칫솔질이라는 소소한 습관의 차이가 건치로 갈지 말지를 결정한다고요. 그 소소함이 매일 반복되면 큰 차이를 만들 테니까요. 본인의 칫솔질이 잘 되고 있는지를 한번 체크하고 칫솔질 방법도 배워볼 만하다고요.

그런데 한 가지 문제는 칫솔질을 계몽하고 홍보해야 할 치과전문가 단체, 정부, 구강위생관리용품 회사들 사이에서 권고하는 칫솔질 방법이 일관되지 않다는 점입니다. 물론 유일한 칫솔질 방법이 있을 수는 없습니다. 그렇더라도 "미국 치과의사협회에서는 앞뒤로 짧게 움직이는short stroke 방법을 권장하고 있고, 심지어 일본은 치아우식증(충치) 예방을 위해 수평법을 기본 칫솔질로 권장하고 있고, 영국 NHS 가이드라인의 경우 부모가 쓰는 방법을 적절히 수정하여 알려주고 특정한 한 가지 방법만을 알려주면 안 된다는 지침이 있습니다."[7] 이처럼 칫솔질 방법은 여러 가지여서 혼돈이 생길 수 있습니다. 우리나라의 한 연구는 여전히 수평법이 더 효율적이라는 분석도 내놓고 있고요.[8]

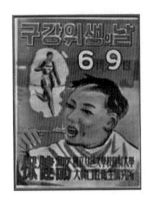

1970년대 보건부와 서울치대가 함께 한
구강위생의 날 포스터

세계적으로 칫솔질이 보편화된 것은 20세기 초반이고, 더 일상으로 들어온 것은 제2차 대전 후 미군 전역 군인들이 지역사회로 돌아가면서 번져나갔다고 알려져 있습니다. 전쟁 중 미군에서는 밀집된 병영에 감염병이 돌까 봐 칫솔질을 의무화시켰다고 합니다. 우리나라의 경우, 제가 초등학교에 다닐 때인 1970년대부터 구강검진과 칫솔질 교육을 받기 시작했으니 얼추 그때부터일 듯합니다. 익숙한 듯하지만 실은 채 50년이 되지 않은 생활습관이라는 겁니다.

노령화시대를 맞아 구강관리, 특히 치주관리는 더 업데이트되어야 할 겁니다. 그리고 그 관리의 첫걸음은 일상의 칫솔질이겠지요. 과거엔 어린이들을 대상으로 한 충치예방과 충치의 주범인 뮤탄스*S. mutans*를 겨냥한 칫솔질 방법 홍보에 주력했다면, 노령화 시대엔 노인들의 치주질환과 그 주범인 진지발리스*P. gingivalis*를 겨냥한 칫솔질을 권장해야 하지 않을까요? 구체적으론 과거엔 회전법이 권장되었다면, 바스의 방법이나 수정바스법, 혹은 와타나베 방법 등이 좀 더 고려되어야 하지 않을까 싶습니다.

양치질, 잘 하셨나요?

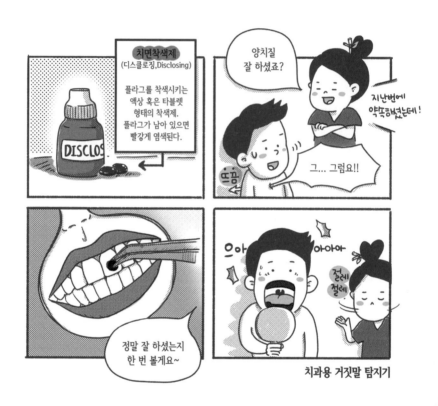

치과용 거짓말 탐지기

바스법으로 잇몸 안까지!

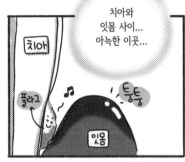

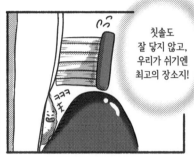

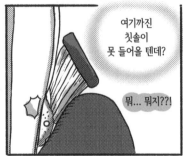

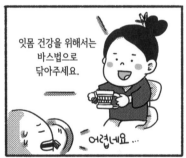

잇몸 안까지 확실하게!

Q11. 치약의 합성 계면활성제가 위험한 이유는 뭔가요?

샤워할 때 비누나 세정제를 쓰시나요? 전 쓰지 않습니다. 돌아보면, 샤워할 때 물로만 씻은 게 30대 초반부터이니 20년은 된 듯합니다. 그렇더라도 전 제 피부의 위생이나 트러블을 걱정하지 않습니다. 오히려 부드러운 제 속살이 만족스럽습니다. 제가 어렸을 적에는 명절 때나 목욕을 할 수 있었지만, 지금은 다릅니다. 맘만 먹으면 하루 한두 번 따뜻한 물로 몸을 씻을 수 있으니, 저는 굳이 비누나 세정제를 써야 할 필요를 느끼지 못합니다.

세정제로 몸에 거품을 가득 내어 씻은 다음 수건으로 물을 닦으면 피부가 많이 땅깁니다. 하지만 세정제 없이 물로만 샤워를 하면 그런 땅김이 훨씬 덜합니다. 세정제에 들어있는 계면활성제, 구체적 성분으로는 황산라우릴설페이트SLS: Sodium Lauryl Surfate에 의한 피부 각질층 손상이 거의 없기 때문이겠죠.

이미 1990년대에 피부를 물에만 노출시킨 경우와 계면활성제 성분인 황산라우릴설페이트SLS에 노출시킨 경우를 비교한 연구가 있습니다.[1] 다음 페이지의 〈사진1〉에서 보다시피, SLS에 노출시킨 경우(b) 각질층이 거의 남아 있지 않습니다. SLS에 의해 떨어져 나간 거죠. 당연히 피부가 땅깁니다.

SLS의 작용은 여기서 그치지 않습니다. 외피 하방 진피층의 세포들의 움직임을 보면, 〈사진1-a〉와 비교해 〈사진1-b〉에서 많이 달라집니다. SLS에 의해 손상된 외피를 복구하려는 움직임이겠지요. 쥐를 이용한 동물실험에서는 피부를 SLS에 노출시키니 보습력이 떨어져 피부에서 수분이 더 증발하고 면역세포의 사이토카인이 증가함을 보여줍니다.[2] 아토피 같은 피부질환에 노출되기 쉬운 상태가 되는 거죠.

물론 이런 연구에 쓰이는 SLS의 농도가 우리가 일상에서 노출되는 SLS보다 높다는 지적도 있습니다. 또 세정제로 씻어내고 보습제를 바르면 된다고 생각할 수도 있고요. 하지만 샤워 중에 비눗물이 눈에 들어가면 느끼는 따가움이나 샤워 후 피부의 땅김은 일상에서의 SLS 효과가 만만치 않음을 느끼게 합니다. 또 SLS가 아이들 아토피를 비롯해 여러 피부질환의 원인으로 지목된 지는 오래되었고요.

최근 들어 SLS에 주의를 기울이는 움직임이 커진 것은 바로 미생물 때문입니다. 과거 미생물 혹은 세균 하면 병을 일으키는 녀

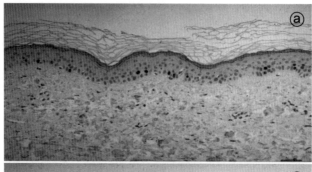
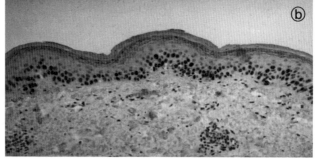

〈사진1〉

피부를 계면활성제를 사용해 씻은 경우(a)와 물로만 씻은 경우(b)의
비교. 계면활성제에 노출시킨 피부에서 피부를 보호할 각질층이 떨어
져 나감을 보여줍니다.[1]

석들로만 생각하다가 지금은 우리 몸의 상주미생물이 우리 몸을 지킨다는 인식이 확산되고 있으니까요. 피부에 대해서도 마찬가지입니다. 피부에 사는 상주미생물이 오히려 우리 몸을 보호할 수 있습니다. 항생제 저항세균으로 유명한 황색포도상구균은 우리 피부에 많이 사는 녀석인데, 피부에 살고 있는 다른 세균들과 상호소통하고 작용하면서 독성이 낮아지면서 온순해진다는 보고도 있으니까요.[3]

피부 세정제에 대한 우려는 실은 치약에 대한 우려보다 훨씬 덜할 수 있습니다. 일단 피부는 구강점막보다 방어력이 더 강합니다. 피부는 점막에 비해 세포층이 두텁고 각질층이 피부를 방어하는 데 반해, 구강은 결합상피 하방에 반쪽짜리 세포결합hemi-desmosome이 존재할 정도로 방어력이 약합니다. 게다가 구강에 쓰는 치약의 성분들은 세정제 성분보다 더 강할 수 있습니다. 때가 지지 않는 변기 같은 곳을 치약으로 닦아보라는 청소 팁이 유투브에 소개될 정도이고, 비누가 눈에 들어가면 따가워도 견딜 만하지만 만약 치약이 피부나 눈에 닿으면 훨씬 더 큰 자극을 느끼게되니까요.

그래서 치약의 계면활성제는 구강점막의 아토피라 할 수 있는 아프타성구내염RAS: Recurrent Aphthous Stomatitis을 더 많이 가져올 수 있다는 지적을 오랫동안 받아왔습니다. 한 증례보고는 치약의 계면활성제가 원인으로 추정된다는 아프타성구내염 임상증례를 보여주기도 합니다(그림2).[4] 또 아프타성구내염에 대한 SLS의 영향을 종합한 최근의 리뷰논문도 SLS가 구내염을 생기게 하는 경우, 지속기간, 통증 등을 더 만들 수 있다 지적하며, 아프타성구내염 환자들은 SLS가 들어있지 않은 치약을 쓰라고 권합니다.[5]

세계적으로 계면활성제를 쓰기 시작한 것은 1930년대에 들어서입니다. 코코넛 오일에서 뽑은 천연 계면활성제가 첫 제품으로 알려져 있습니다. 그러다 1950년대부터는 석유 추출물에서 계면활성제를 뽑아서 가격을 대폭 낮추었고, 이후 합성 계면활성제의 사

구내염에 미치는 합성 계면활성제의 영향

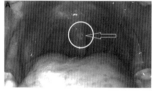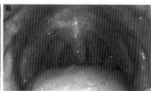

〈사진2〉
원인이 계면활성제 치약으로 추정된다는 구내염(왼쪽)과 나은 후 모습(오른쪽)[4]

용은 더욱 확대됩니다. 합성 계면활성제는 건물과 도로와 교량을 닦고, 가정에서 때에 찌든 옷을 세탁하고 기름 가득 묻은 프라이팬을 닦아 환경위생sanitation을 개선하는 데 혁혁한 공헌을 해왔습니다. 그러다 점차 개인위생hygiene으로까지 확대되는데, 1990년대에는 항균비누나 항균치약까지 나오며 점차 항균력을 강화하는 추세에 있습니다.

그러나 환경위생에 쓰는 계면활성제를 우리 몸에, 그것도 구강에까지 쓸 필요가 있을까요? 구강 역시 당연히 상주미생물이 살아야 할 공간인데, SLS가 상주미생물총에 좋을 리 없습니다. 칫솔질은 치주질환을 포함해 여러 전신질환을 일으키는 주범인 구강 내 바이오필름을 제거하고자 함인데, 실은 치약 안에 포함되어 있는 SLS의 바이오필름 제거효과는 미미합니다. 오히려 물리적인 칫솔질이 훨씬 중요하죠. 게다가 우리 아이들은 상당량의 치약을 삼키기까지 하는데도 말입니다.

계면활성제가 필요한 경우는 많습니다. 수술실에서라면 당연히 표면과 손을 항균비누로 깨끗이 씻어야겠지요. 하지만 그 외의 일상에서 계면활성제의 사용은 이미 적정선을 넘은 듯 보입니다. 특히 치약에서요.

콩알만큼

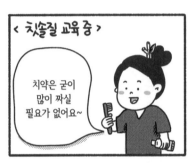

< 칫솔질 교육 중 >

치약은 굳이 많이 짜실 필요가 없어요~

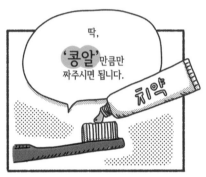

딱, '콩알'만큼만 짜주시면 됩니다.

치약

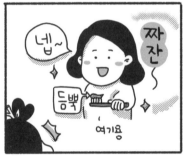

네~

짜잔

듬뿍

여기요

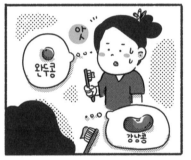

앗

완두콩

강낭콩

완두콩만큼이면 충분합니다!

자극

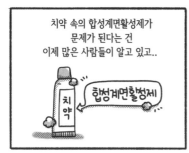

치약 속의 합성계면활성제가
문제가 된다는 건
이제 많은 사람들이 알고 있고..

합성계면활성제

치약

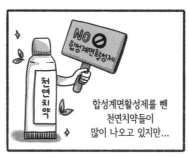

NO
합성계면활성제

천연치약

합성계면활성제를 뺀
천연치약들이
많이 나오고 있지만...

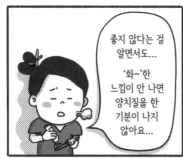

좋지 않다는 걸
알면서도...

'화~'한
느낌이 안 나면
양치질을 한
기분이 나지
않아요...

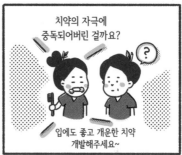

치약의 자극에
중독되어버린 걸까요?

?

입에도 좋고 개운한 치약
개발해주세요~

몸에 좋은 자극은 없나요?

Q12. 치간관리는 어떻게 하는 게 좋을까요?

구글에 "floss or die"라는 캠페인성 문구가 보입니다. "치실을 쓸래, 죽을래"라고 번역되는데, 너무 자극적인 듯하지만 그만큼 치간관리의 중요하다는 뜻이겠지요. 참 간단해 보이는 이 아이디어는 이미 1815년에 개발이 되어 1898년에 첫 특허까지 낸 긴 역사를 가지고 있습니다. 그만큼 치실은 오랫동안 치간의 음식물을 제거하는 역할을 해온 듯합니다.[1]

저 역시 늘 주머니에 치실을 넣어 다닙니다. 혹 어딘가 두고 와서 주머니에 없으면 불안해 가까운 편의점에서 사는 경우도 많습니다. 치간 사이에 음식이 껴서 잇몸이 눌리면 얼마나 신경 쓰이고 불편한지는 겪어보지 않으면 알지 못할 겁니다.

하지만 치실이 치간의 플라크를 제거하는 역할은 크지 않아 보입니다. 음식물 제거 효과는 크겠지만요. 2015년의 메타분석 논문을 포함한 여러 평가에서도, 치실은 플라크 제거에 그다지 효율적이지 않다고 지적합니다.[2] 실제 쓰는 것이 쉽지 않기도 하지요. 그래서인지 오래된 역사에도 불구하고, 저처럼 치실을 늘 쓰는 사람은 채 30%도 되지 않는다고 합니다.

그래도 "floss or die"가 전하는 메시지는 분명합니다. 치간관리가 참 중요하다는 거죠. 일상의 칫솔질로는 치간이 관리되지 않음은 분명하니까요. 해부학적으로 보면 상당히 복잡한 모양을 띠는 치간은 바로 그 때문에 플라크가 잘 끼고 치주질환이 가장 먼저 시작되는 곳이기도 합니다. 통계적으로 몇 %의 치주질환이 치간에서 시작되는지는 검색되지 않지만, 거의 대부분의 치주질환이 치간에서 시작된다는 추정은 일리가 있어 보입니다. 진료실에서 치주포켓의 깊이를 잴 때도 치간으로 먼저 손이 가는 것도 당연해 보이고요.

현재까지 치간관리에 가장 효율적이라 평가받는 것은 당연히 치간칫솔입니다. 1976년에 처음 시장에 등장한 치간칫솔은 이제 어느 편의점에든 1회용 치간칫솔이 진열되어 있을 만큼 일상화되고 있습니다. 치간칫솔은 치은연 2~2.5mm 하방의 플라크까지도 잘 제거하여 치간관리에 유효합니다.[3] 2015년 유럽치주학연맹European Federation of Periodontology은 치간칫솔의 세정효과가 치실이나 이쑤시개에 비해 가장 탁월하고 효과적이라 평가합니다.[4]

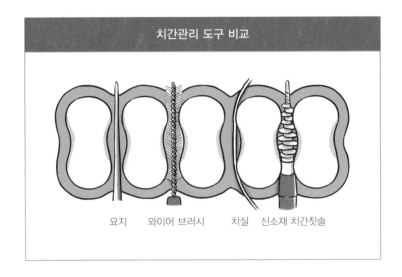

치간관리 도구 비교

요지　와이어 브러시　치실　신소재 치간칫솔

그간의 논문을 종합평가한 리뷰논문에서도 치간칫솔은 플라크 제거나 잇몸출혈, 치주포켓의 감소에 좋은 효과를 낸다고 평가받습니다. 다만 젊은 사람들 중 치간이 완전히 차 있는 경우나 동일한 구강이라도 치간이 열려 있지 않고 닫혀 있는 곳에는 잇몸자극 등으로 오히려 염증을 일으킬 가능성이 있어서 적절한 대상과 사용위치, 사이즈의 선택이 중요할 듯합니다.

제가 최근에 권하고 있는 것은 구강세정기oral irrigator입니다. 1962년에 시장에 등장한 구강세정기는 전기 펄스를 이용한 물 세정으로 치아사이를 닦아내는데, 치아 사이의 음식물, 플라크 등을 제거할 뿐 아니라 6mm 정도까지 깊은 치주포켓 속의 바이오필름

세정효과도 보입니다.[5]

무엇보다 구강세정기의 효과가 돋보이는 부분은 잇몸의 염증을 낮추어 준다는 겁니다. 치주질환이 있는 환자들에게 구강세정기를 쓰게 했더니, 잇몸염증이 감소하고 분자적으로도 IL-1β 와 PGE2 같은 염증성 사이토카인이 감소한 것이 관찰됩니다.[6] 저 역시 구강세정기를 늘 사용하는데, 물의 펄스가 잇몸을 자극하는 느낌이 마사지를 해주는 것처럼 참 좋습니다. 구강세정기가 혈액순환을 원활히 해줌으로써 염증감소 효과를 나타낼 거라 생각하고 있습니다.

환자들의 지속관리에서 제가 가장 곤란함을 느끼는 경우는 임플란트 주위염입니다. 임플란트 주위염은 잘 알려져 있다시피 유전자를 포함해 여러 요인에 의해 생길 수 있지만, 가장 중요한 원인은 역시 구강미생물, 바이오필름의 침착입니다.[7] 임플란트 주위염 역시 치간에서 시작되는 경우가 많고요. 그렇더라도 선천적으로 갖고 태어난 자연치아에 치주질환이 생기면 관리의 책임이 환자에게 있지만, 제가 시술한 임플란트에 염증이 생기면 왠지 저의 탓인 듯해 책임감이 더 커집니다.

이럴 때 전 구강세정기를 꼭 사용하시기를 권합니다. 임플란트 주위염의 정도에 따라 구강세정기에 물과 함께 타서 쓰는 구강앰플을 처방하기도 하고, 더 심하면 임플란트 주위에 미노클린 연고를 넣고, 부종까지 생겨온 경우에는 국소적인 미노클린minocline

주입과 함께 소염제를 경구용으로 처방하기도 합니다.[8] 임플란트 주위염을 비외과적으로 대하는 저의 프로토콜을 정리하면 아래 표처럼 될 듯합니다.

부끄럽지만, 제 입 안에도 임플란트가 여러 개 시술되어 있는 상태입니다. 생물학(자연치아)과 치의학(임플란트)가 결합된 일종의 혼합치열mixed dentition이라 할 수 있겠네요. 유치와 영구치가 혼합된 경우를 일컫던 혼합치열이란 용어가 앞으론 임플란트와 자연치가 혼재된 것을 가리키게 될지도 모르겠습니다. 임플란트 시술이 보편화되고 있고 노령화와 함께 점점 더 늘 테니까요. 실제로

필자의 임플란트 관리 프로토콜	
모든 임플란트 시술환자에게 가능한 치실, 치간칫솔, 구강세정기 사용 권장	
임플란트 점막염	구강세정기 + 항균가글제
골소실을 동반한 경도 임플란트 주위염	구강세정기 + 항균농축앰플
골소실을 동반한 중도 임플란트 주위염	구강세정기 + 항균농축앰플 + 미노클린 주입 검토
골소실을 동반한 중증 임플란트 주위염	구강세정기 + 항균농축앰플 + 미노클린 주입 + 외과적 접근 검토

2007년 3%에 불과했던 임플란트 장착자율은 2015년 15%까지 늘었고, 이후 노인임플란트 보험화가 되었으니 더욱 늘었을 겁니다.

갈수록 늘어가는 임플란트와 자연치아의 혼합치열에서 가장 불편한 점은 임플란트 주위에 음식물이 잘 낀다는 겁니다. 자연치아의 이동migration으로 인해 불가피한 이 현상을 여러 보철 제작방법으로 커버해볼 수 있겠지만, 근본적으로는 처음 시술할 때부터 음식물이 낄 것을 예고하고 치간 관리에 신경 써야 함을 확실히 고지하는 것이 더 중요하고 필요한 일이 아닐까 싶습니다. 치간관리를 잘하는 것은 음식만이 아니라 치간 세균을 제거하는 일이고, 임플란트만이 아니라 자연치아까지 보살피는 일이니까요.

치간 관리

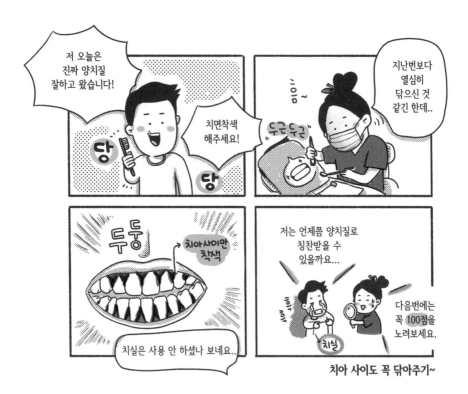

치아 사이도 꼭 닦아주기~

임플란트 치료가 끝나고 난 뒤~

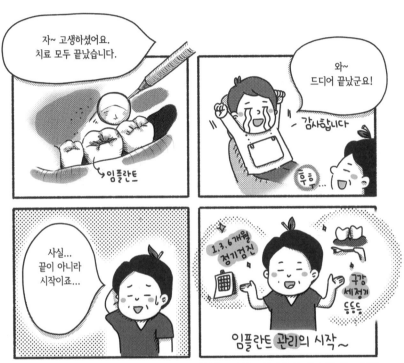

임플란트 주위로 음식물이 더 잘 낀다는 사실!

Q13. 프로바이오틱스은 구강건강에 좋을까요?

얼마 전 치과대학생들을 대상으로 구강미생물, 그 중에서도 세균들이 공동체를 이뤄 생존력을 높이는 바이오필름에 대한 온라인 강의를 했는데요, 한 학생이 질문을 보냈습니다. 내과 쪽에서는 세균이나 바이오필름을 주로 약으로 다루고 치과 쪽에서는 스케일링과 같은 기계적 제거가 더 강조되는 듯한데, 그 차이가 뭐냐는 내용이었습니다.

전 이렇게 답했습니다. 바이오필름 제거의 최적표준gold standard은 기계적 제거이며, 상처나 감염이 생겼을 때 가장 중요하고도 먼저 해야 할 일은 깨끗이 씻어내는 기계적 행위라고요. 치과의 스케일링과 치면세마, 피부의 상처 세척은 더러운 하수구를 솔 같은 기구로 닦아내는 것과 같은 기계적 바이오필름 제거 행위입니다. 다만 장내 바이오필름은 기계적으로 제거하기가 쉽지 않으니,

예컨대 대장 속 세균들이 바이오필름을 만들어 장염이 생기고 복통과 설사를 일으키더라도 차선책으로 항생제를 포함한 약으로 방어하는 것뿐이죠.

그래서 구강의 바이오필름은 기계적 접근이 가능하다는 게 치과의사로서는 참 다행이란 생각을 늘 합니다. 또 치과의사는 바이오필름이 만드는 염증이라는 우리 몸의 심오한 현상을 가장 잘 관찰할 수 있는 직업이기도 하지요.

그렇더라도 스케일링과 치면세마 같은 바이오필름의 최적표준도 한계가 없는 것은 아닙니다. 일단 바이오필름의 완전한 제거가 어렵습니다. 특히 치은연하 치석과 바이오필름을 치면세마나 소파술로 제거할 경우, 치주포켓이 깊을수록 '장님 코끼리 만지기'식의 블라인드 테크닉blind technic일 수밖에 없습니다.

또 설사 바이오필름을 잘 제거했다 하더라도 구강 바이오필름은 곧바로 다시 형성됩니다. 구강에는 늘 상주세균을 포함한 수많은 세균들이 살고 있고, 우린 늘 음식을 먹으니 구강 세균들에게 구강은 먹고 살 만한 에너지가 충분한 공간이니까요. 특히 치주포켓이 깊은 경우일수록 바이오필름을 기계적으로 제거하기는 더 어렵고 빠른 재형성 역시 피할 수 없습니다.

그런 이유로 치과에서도 바이오필름을 기계적으로 제거하는 행위 외에 부가적인 수단을 사용해 왔습니다. 항생제와 소염제를 포함한 약이나 헥사메딘을 포함한 구강 가글제이죠. 한때 잇몸약으로 광고하다가 식약처의 제제로 잇몸보조제로 등급이 떨어졌지만 여전히 비슷한 광고로 소비자들을 현혹하는, 효과는 여전히 의심스러운 여러 제제들도 그것들 중 하나일 겁니다.

그 중에서도 바이오필름을 향한 가장 직접적인 효과를 갖고 있고, 그래서 치과에서도 가장 흔히 처방되는 것은 항생제일 겁니다. 항생제는 말 그대로 세균을 향한 약으로, 항균 및 정균 효과를 통해 구강 내 바이오필름을 파괴하고 억제합니다.

하지만 다 알다시피 바이오필름에 대한 항생제의 효과는 생각보다 크지 않습니다. 바이오필름을 제거하지 않고 항생제만 투여할 경우, 생각보다 훨씬 용량이 많고 투여기간이 긴 항생제가 필요하다는 것을 우리는 임상에서 늘 접합니다. 게다가 또 재발되기도 하죠. 무엇보다 항생제는 내성이 문제가 됩니다. 항생제 저항세균은 전 세계적으로 가장 중요한 공중보건의 문제이기도 합니다.

이런 이유로 항생제에 대한 대안들이 연구되고 시도되어 왔습니다. 그리고 그 대표격으로 등장한 것이 프로바이오틱스입니다. 항생제anti-biotics와 완전히 대비되는 프로바이오틱스pro-biotics는 말 그대로 우리 몸에 유익한 미생물을 찾는 과정입니다. 안티바이오틱스(항생제)가 우리 몸의 생명bio, 세균을 파괴anti 함으로써 우리 몸을 지킨다면, 프로바이오틱스는 우리 몸에 친화적pro 생명bio, 세균을 통해 우리 몸을 지킨다는 개념입니다.

대표적으로 우유의 유당을 발효해 산을 만듦으로써 요구르트를 인간에게 오랫동안 제공해온 락토바실러스나 비피도박테리움이 가장 대표적인 프로바이오틱스입니다. 우리나라 식약처는 이들 락토바실러스나 비피도박테리움 속genus에 속하는 19종species을 안전한 등급으로 고시하여, 프로바이오틱스의 상품화를 허용하고 있습니다. 김치에 들어 있는 류코노스톡L. leuconostoc이나 된장이나 나또를 만드는 고초균B. subtilis 같은 것도 우리 토종 프로바이오틱스라 할 만합니다. 낙농을 주업으로 삼은 서유럽의 유산균이나 농사가 주업이었던 우리나라의 고초균은 인류가 각각 자신의 생활조건에서 찾아내 오랜 시간 동안 몸으로 검증하면서 함께 진화해온 공진화균들일 겁니다.

주로 장 건강에 쓰였던 프로바이오틱스가 구강건강에도 도움이 될 수 있다는 아이디어는 지극히 자연스럽습니다. 그리고 이런 흐름은 21세기 벽두부터 서서히 치과계에 탐색해온 것으로 보입니다.[1] 아이들에게 프로바이오틱스 유산균 음료를 먹였더니 치아우식증을 가져오는 구강세균의 수가 감소했다는 보고도 21세에 들어서자마자 나왔습니다.[2] 또 프로바이오틱스와 치주질환의 관계를 정리한 최근의 리뷰논문은 구강 내 바이오필름 제거의 최적표준인 스케일링과 치면세마와 함께 프로바이오틱스를 보조적으로 투여한다면, 임상적·미생물학적 효과가 매우 일관되고 더 좋아졌음을 보여줍니다.[3]

한 예로 락토바실러스 루테리L. reuteri를 이용한 무작위 임상실험에서는, 루테리가 포켓 깊이를 감소시키고 구강 대표 병원균인 진지발리스*P. gingivalis*를 감소시키는 효과를 보여줍니다.[4] 또 한 연구는 매우 인상적이게도, 치주질환 치료 시 포켓 내에 삽입하는 항생제인 테트라사이클보다 더 나은 효과의 가능성을 보여주기도 합니다.[5]

이렇게 프로바이오틱스가 구강건강에 효과를 보이는 이유는 장 건강에 보이는 효과와 동일해 보입니다. 프로바이오틱스 세균들은 직접 병원균과 싸우기도 하고, 먼저 자리를 차지해 다른 세균들이 정착하는 것을 방해하기도 하고, 세균들끼리의 신호를 차단해 바이오필름을 못 만들게도 하고, 인간의 면역력과 협업해 항균 효과를 내기도 하거든요.[6] 결과적으로 병원균과 녀석들이 만드는 바이오필름을 줄게 하겠죠.

이런 이유로 치과에서도 프로바이오틱스에 대한 관심이 높아지길 기대해 봅니다. 복용하는 정제뿐만 아니라 껌, 가글액, 치주포켓에 넣은 스트립 같은 것도 사용해볼 만하다고 봅니다. 또 소아과나 내과에서 정장생균제란 이름으로 프로바이오틱스가 보험코드로 잡힌 것처럼, 치과에서도 그런 방식으로 보험화까지 되면 더욱 좋을 듯합니다. 바이오필름을 기계적으로 제거하는 것뿐만 아니라 미생물학적으로도 제어가 가능하다면, 구강위생 관리에 든든한 무기가 하나 더 생기는 것일 테니까요.

하지만 아직은 갈 길이 멀어 보입니다. 2022년 5월 현재, 국내에 시판되는 구강유산균은 아직 '식품' 단계에 머물러 있기 때문입니다. 특정질환을 약이나 음식으로 다루려 할 때, 현재의 법적 지위와 개념으로는 위계hierarchy가 있고(다음페이지 그림), 현재 구강유산균은 아직 건강에 좋은 식품healthy foods에 머물러 있는 상태입니다. 장건강이나 구강건강의 효능을 입증하는 건강기능식품(프로바이오틱스)의 레벨을 도달하려면 식약처가 요구하는 여러 효능을 입증한 자료를 제시해야 하는데, 아직 그에 미치지는 못하고 있는 실정입니다. 학계와 업계의 건투를 바라는 대목입니다.

또 진료실에서도 구강유산균의 임상적 효과를 높일 수 있는 경험도 쌓아가면 좋겠습니다. 거의 10m에 달하는 소장과 대장을 통과하는 동안 효과를 발휘할 장건강 프로바이오틱스에 비해 구강건강 프로바이오틱스는 구강에 머무는 시간이 짧다는 한계가 있을 테니까요. 예를 들어 치주포켓에 직접 구강유산균을 넣어보는 방법도 생각해볼 수 있습니다. 이미 2007년에 동물실험을 통해 발표된 적이 있는 아이디어입니다.[7] 개를 이용한 동물실험으로 GPR: Guiding Periodontal Pocket Recolonization이란 방법을 제안한 것입니다. 치주포켓Periodontal pocket은 칫솔질이나 SRP 이후에도 세균이 다시 증식colonization할 수밖에 없는 공간인데, 포켓 안으로 유산균을 직접 주입함으로써, 인체에 보다 유리한 쪽으로 세균의 재군집Recolonization이 이뤄지도록 유도Guided한다는 의미입니다. 실제 이 실험은 치주치료 이후 구강유해균의 증식 속도가 떨

식품에서 약까지 법적 위계

약
특정질한 타깃팅

개별인정 건강기능식품
치주염 효능 입증

고시형 건강기능식품
장건강, 배변 도움, 면역증진

건강에 좋은 식품
요거트, 구강 유산균

일반적인 식품

특정질환을 약에서 일반적인 음식까지, 현재의 법적 지위와 개념으로는 위계
가 있습니다. 이에 따르면 현재 구강유산균은 아직 건강에 좋은 식품일 뿐입니
다. 장건강이나 구강건강의 효능을 입증해 건강기능식품(프로바이오틱스)의 레
벨을 도달하려면 식약처가 요구하는 여러 효능을 입증한 자료를 제시해야 하는
데, 아직 그에 미치지는 못하고 있지요.

어지고 그 양도 감소하는 효과를 보여주고 있습니다. 저희 병원 역시 이런 아이디어를 조금씩 시도해 보며 경험을 쌓아가고 있는 중입니다.

벌레를 벌레로?

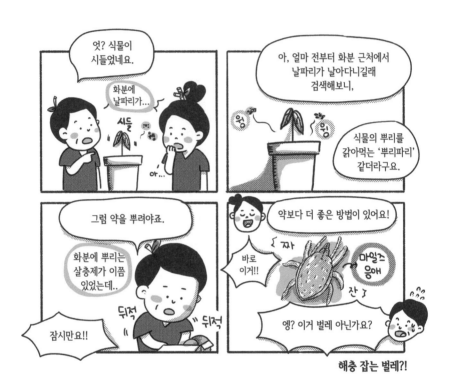

해충 잡는 벌레?!

균을 균으로!

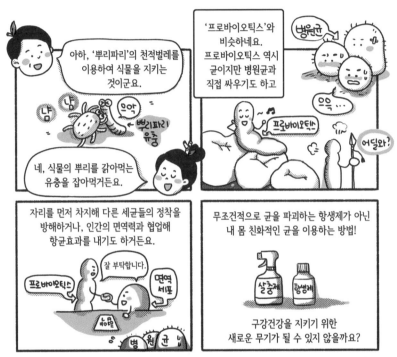

아하, '뿌리파리'의 천적벌레를 이용하여 식물을 지키는 것이군요.

네, 식물의 뿌리를 갉아먹는 유충을 잡아먹거든요.

'프로바이오틱스'와 비슷하네요. 프로바이오틱스 역시 균이지만 병원균과 직접 싸우기도 하고

자리를 먼저 차지해 다른 세균들의 정착을 방해하거나, 인간의 면역력과 협업해 항균효과를 내기도 하거든요.

무조건적으로 균을 파괴하는 항생제가 아닌 내 몸 친화적인 균을 이용하는 방법!

구강건강을 지키기 위한 새로운 무기가 될 수 있지 않을까요?

식물이나 치아나 튼튼한 뿌리와 건강한 땅은 필수!

흡연이 입속세균에 영향을 미칠까요?

담배를 피우면 머리가 핑 돕니다. 뇌로 가는 혈류가 줄어드는 거겠죠. 실제 흡연 후에 손가락의 혈류를 재어보았더니, 약 30% 가량 감소했다고 합니다.[1] 또 흡연자들과 비흡연자들의 최대 산소호흡량VO_{2max}을 비교해 보아도 흡연자들의 호흡량이 무려 40% 가량 떨어지고, 간접흡연자들도 거의 비슷한 정도로 최대 산소호흡량이 떨어진다는 것을 보여줍니다.[2] 우리 몸의 가장 중요한 메신저인 피와 산소의 흐름이 감소한다는 것만으로도 흡연이 어떤 영향을 줄 것인지는 분명해집니다. 그런 걱정들이 담뱃갑 표면의 징그러운 구강암 사진으로 표현되었겠지요.

몸에서 흡연이 이뤄지는 직접적 공간인 구강을 진료하는 치과의사나 치과위생사만큼 흡연자의 건강에 밀접한 직업은 없을 겁니다. 개인적으로 전 담배 냄새를 너무 싫어해서 흡연자들의 진료가 참 힘듭니다. 흡연자들을 진료하고 나면 머리가 지끈지끈 아프기 일쑤입니다. 그런 환자들의 구강관리를 치과위생사에게 부탁할 때도, 스케일링을 하는 2~30분 동안 그 냄새를 맡을 생각을 하면 참 미안하고 민망하기도 합니다.

수술 후에도 담배를 못 참는 환자들도 있습니다. 그럼 수술부위의 치유가 지연되어 치료결과가 나빠 곤욕을 치르기도 합니다. 흡연자들의 구강상태가 좋지 않음은 익히 알려져 있습니다. 대표적인 것이 치주염, 구강암이겠죠. 2019년에 발표된 부산대 연구를 보아도, 우리나라 중년층의 치아상실에 가장 영향이 큰 요소가 흡연입니다.[3]

흡연자의 구강에 남아 있는 치아의 개수가 비흡연자에 비해 절반도 안 되는 0.462개밖에 되지 않습니다. 구강건강에 영향이 큰 것으로 알려진 경제적 상태나 교육연한은 물론 하루 칫솔질 횟수나 정기적 치과방문 여부보다 흡연이 더 강력한 요소인 것이 인상적입니다. 흡연자들의 치아상실은 담배 속 니코틴에 직접 자극받는 치주조직의 혈류가 줄어들어 숙주의 방어능력을 떨어뜨려 생기는 불가피한 현상일 겁니다.

흡연은 당연히 구강미생물에도 영향을 줍니다. 1000명이 넘는 미국인들을 대상으로 흡연자와 비흡연자의 구강미생물을 비교해 보았더니, 흡연자들의 구강에는 문phylum 수준으로 보자면 프로테오박테리아Proteobacteria가 더 적은 데 반해, 속genus 수준으로 보

아도 연쇄상구균*Streptococcus*이 더 많습니다.[4]

이런 변화가 직접적으로 질병을 가져온다고 말할 수는 없지만, 이는 마치 지구 온난화가 진행되면 거기 사는 생태계가 달라지는 것에 비유할 수 있을 겁니다. 흡연에 의해 우리 구강 환경이 변하면서 미생물의 종류가 변화한다는 것이지요. 이런 변화를 미생물총의 변화dysbiosis라 하는데, 이처럼 한 공간 전체의 미생물 군집의 변화가 질병의 전조라는 걱정은 갈수록 증가하고 있습니다.[5]

최근 부쩍 늘어난 전자담배 역시 좋지 않음은 당연합니다. 최근의 한 연구는 전자담배 피는 사람들 역시 구강에서 푸조박테리움 같은 병원균이 증가하고, 치주조직 안에는 IL-6과 IL-1β 같은 염증성 사이토카인이 증가함을 보여줍니다.[6] 다만 연초를 태우는 보통의 담배와 글리세롤을 포함한 에어로졸의 전자담배는 그 원리상 질병을 만드는 메커니즘이 조금 다를 수 있을 겁니다. 그렇더라도 전자담배를 피는 환자들의 구강 역시 늘 감염의 위험이 높아지지 않을 수 없다는 겁니다.

이런 이유로 치과계는 일찍부터 금연운동에 참여해 왔습니다. 바라건대 금연운동에 대한 치과계 참여의 폭과 깊이가 더해지면 좋겠습니다. 2019년 발간된 〈랜싯Lancet〉의 구강건강Oral Health 특집에서는 지금의 치과진료가 너무 치료 중심이고 개입intervention 중심이라며 좀더 포괄적인 보건활동에 나설 필요성을 제기합니다.[7] 더 구체적으로는 금연운동과 함께 설탕저감운동 같

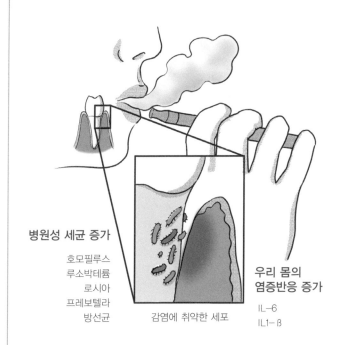

전자담배가 잇몸과 치주염에 미치는 영향

병원성 세균 증가

호모필루스
루소박테륨
로시아
프레보텔라
방선균

감염에 취약한 세포

**우리 몸의
염증반응 증가**

IL-6
IL1-β

전자담배는 입속에 있는 수많은 세균 가운데 상황이 되면 질병을 일으킬 수 있는 병원성 세균을 증가시키고, 우리 몸 조직의 염증성 사이토카인을 증가시켜 염증반응을 일으킵니다.[6]

은 예도 제시했습니다. 백해무익인 담배가 전신적으로 주는 영향이 크지만 직업적으로 흡연과 가장 밀접한 건 치과의사와 치과위생사일 테고, 설탕 역시 비만과 당뇨에 영향을 미치지만 충치와 잇몸병 또한 가져올 테니 그 조언이 적합해 보인다는 생각을 했습니다.

공중보건상의 금연운동만이 아니라 일선 진료실에서도 2015년 금연상담이 건강보험에 도입되면서 금연상담을 해왔습니다. 하지만 최근 들어 전체 금연시도에서 의료기관에서 상담 및 처방을 받아 행하는 비율이 줄어들고 있습니다. 실제 저희 병원에서도 금연상담을 하고 있지만, 최근 그 수가 줄고 있기도 합니다. 이렇게 일선 진료실에서 금연상담의 동력이 약화되고 있는 데는 여러 이유가 있겠지만, 치과의사들의 관심과 그를 향한 경제적 인센티브의 부족이 한 자리를 차지할 겁니다.

외부적으로는 그런 정책의 필요성을 제기하되, 내부적으론 금연과 스케일링, 구강위생관리를 연계한 프로그램의 구성도 시도해볼 만하다고 봅니다. 또 구강위생관리의 중요한 파트너인 치과위생사가 금연상담을 행할 수 있는 폭을 넓히는 것도 필요하지 않을까 싶습니다.

다행인 것은 흡연자가 담배를 끊으면 구강미생물은 상당한 복원력을 발휘한다는 겁니다. 앞서 인용한 미국인들의 조사에 의하면, 과거에 담배를 피웠더라도 현재 끊은 사람들의 구강미생물은 과거에 담배를 피운 경험이 전혀 없는 사람들과 그다지 다르지 않음을 보여줍니다.[4] 임상적으로도 현재 흡연자보다 과거엔 피웠지만 현재는 끊은 사람들의 구강상태가 더 좋음은 물론입니다.

옛말에 아쉬운 자가 멍석을 먼저 깐다는 말이 있습니다. 치과는 환자들로 보나 진료진으로 보나, 흡연에 대해 가장 아쉬운 자들일 것입니다. 이 아쉬움을 바탕으로 〈렌싯Lancet〉의 권고대로 국민건강을 위한 보건활동을 해보면 어떨까요? 금연을 포함한 구강보건은 가장 중요한 국민보건 활동일 테니까요.

담뱃갑

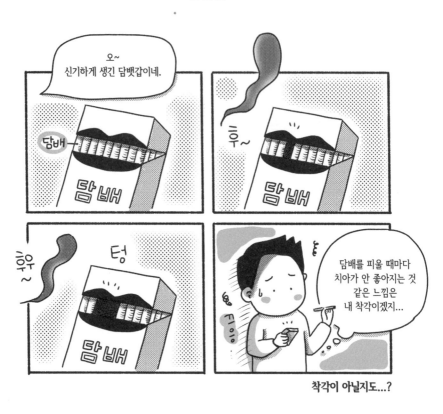

착각이 아닐지도...?

운명

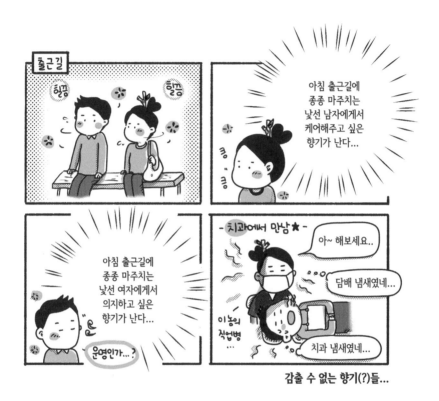

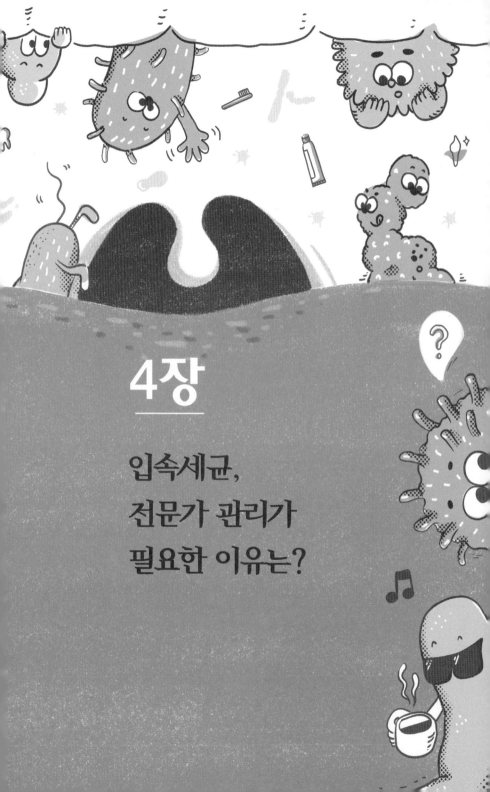

4장

입속세균,
전문가 관리가
필요한 이유는?

아마 대부분의 치과의사가 마찬가지일 텐데요, 저 역시 기본적으로는 가글액을 좋아하지 않습니다. 입안의 정상적인 환경을 비틀어놓기 때문이죠. 특히 99.9% 세균을 잡는다는 가글액은 바로 그래서 경계합니다. 입안에는 정상적으로 살아야 하는 세균들이 많으니까요.

가글액 중에서 특히 헥사메딘heximedine은 강한 항균력을 자랑합니다. 그래서 치과에서 오랫동안 발치나 임플란트 수술 후 항균 가글제로 사용되어 왔죠. 1970년에 처음 등장한 헥사메딘은 포비돈Povidone-iodine과 비슷한 정도이거나 더 강한 항균력을 보여 수술실에서도 표면소독제로 쓰이며 치과소독의 최적표준처럼 여겨지고 있습니다.

하지만 구강감염을 일으키는 세균을 겨냥하여 처방되는 헥사메딘은 구강 내 병적세균을 감소시킬 수는 있어도 실제 숙주인 환자 구강의 창상치유는 더디게 할 수 있습니다. 헥사메딘은 구강창상을 치유해야 할 섬유아세포에는 위해한 작용을 하기 때문입니다 (다음 페이지 사진). 섬유아세포를 헥사메딘에 노출시키면 헥사메딘의 농도가 올라갈수록 세포가 죽어 나가며 숫자도 줄어들고, 돌기가 없어지며 활성도도 떨어집니다.[1] 뿐만 아니라 헥사메딘은 처음 등장했을 즈음부터 혀와 잇몸, 치아의 색깔이 변하고, 미각이 훼손되고, 심지어 구강염과 알레르기를 일으키는 등의 부작용이 보고되어 왔습니다.[2]

최근 들어 미생물에 대한 관심이 높아지면서, 입안에 정상적으로 살아야 할 미생물을 변화시킨다는 걱정이 대두되고 있습니다. 헥사메딘이 구강미생물을 변화시켜 혈압을 높인다는 임상실험 결과까지 발표되었습니다.[3]

이 실험은 헥사메딘으로 가글을 한 후에 구강에서 일어나는 변화를 보여주는데요, 우선 구강미생물에 많은 변화가 일어났습니다. 특히 산을 만드는 세균의 양이 증가해, 결과적으로 타액의 산성화가 진행되었어요. 또 타액과 혈액 안에서 질산염과 아질산염의 농도가 낮아졌습니다. 그리고 헥사메딘 사용 전후의 혈압을 비교했더니, 수축기 혈압이 상승하는 경향을 보였습니다.

여기서 주목해야 할 부분은, 구강미생물이 산화질소 재활용에 중요한 요인이라는 점입니다. 산화질소는 혈관을 느슨하게 하여

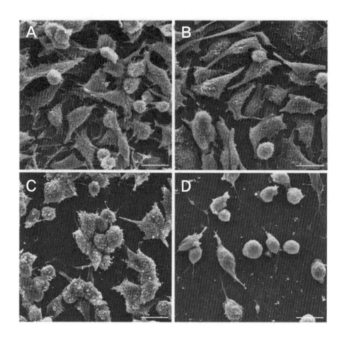

구강수술 후 창상을 치유해야 하는 섬유아세포를 헥사메딘에 노출시켰을 때의 모습. A부터 D로 갈수록, 헥사메딘의 농도가 높아지는데, 세포가 죽어 나가며 숫자도 줄어들고, 세포 모양으로 보아도 돌기가 없어지며 활성도도 떨어진다.[1]

혈압을 낮출 뿐만 아니라 항균과 면역증진에 중요한 물질로 부각되며, 그것을 발견한 연구자가 1998년 노벨상까지 받았습니다. 산화질소는 기본적으로 외부에서 들어오는 시금치 같은 음식을 재료로 만들어져서 혈관에서 쓰이는데, 혈관을 돌던 산화질소의 전구물질인 질산염(NO-)과 아질산염(NO$_2$-)의 25% 정도는 타액선에서 필터링되어 타액 안으로 들어옵니다. 그래서 타액 안의 질산염과 아질산염의 농도는 혈액에 비해 20배 정도 높고요. 그렇게 구강으로 다시 들어온 질산염과 아질산염은 구강미생물에 의해 환원과정을 거쳐 소화관을 통해 다시 혈관으로 흡수됩니다. 그런 산화질소의 순환과정에 참여하는 구강미생물로 나이세리아*Neisseria* 나 베일로넬라*Veillonella* 등이 거론되고 있고요.[4]

헥사메딘은 이런 역할을 하는 구강의 정상적인 세균을 사멸시켜 산화질소의 순환을 줄이고, 결과적으로 혈관 내 산화질소가 덜 재활용되니 혈압이 올라간다는 겁니다. 헥사메딘의 혈압 상승효과는 다른 연구들에서도 보고된 적이 있습니다.[5] 이런 재활용과정을 산화질소의 장타액순환enterosalivary circulation이라 합니다. 우리 몸의 산화질소의 약 25%가 이런 장타액순환을 통해 재활용된다고 알려져 있고요.[6]

혈관건강, 장수의 핵심물질 가운데 한 자리를 차지하는 산화질소의 재활용을 높이려면 어떻게 해야 할까요? 상식적인 세 가지 방법이 있습니다.

첫째, 좋은 음식을 먹으면 됩니다. 시금치 같은 채소류에 산화질소의 재료들이 많다고 합니다. 시금치를 먹으면 힘이 솟아나는 근육맨 뽀빠이를 떠올려 보세요.

둘째, 꼭꼭 오래 씹어야 합니다. 오래 씹으면 침이 많이 나옵니다. 당연히 그 안에 포함되어 있는 산화질소 재료들이 입안으로 쏟아져 나오게 되죠.

셋째, 입안의 상주미생물을 잘 보존해야 합니다. 우리 구강의 정상 세균을 파괴하는 계면활성제 거품 치약이나 99.9% 살균하다는 가글액을 그래서 피해야 합니다. 치약은 비누가 아닙니다.

이렇게 보면, 늘 입안에 고여 있는 침이 달리 느껴집니다. 마음 평안할 때, 전 침에서 약간의 단맛을 느낍니다. 지금도 그렇습니다. 좋은 건강의 징조였으면 좋겠습니다.

결론적으로 헥사메딘은 꼭 필요한 경우 외엔 처방에 주의하는 게 좋을 듯합니다.

헥사메딘(1)

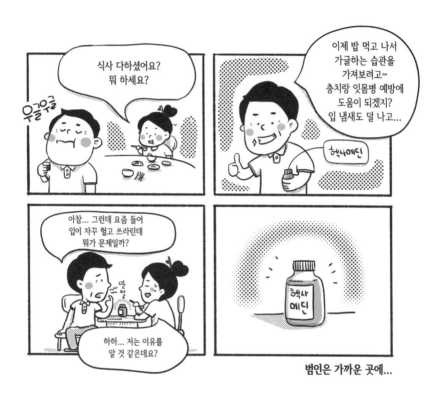

범인은 가까운 곳에...

헥사메딘(2)

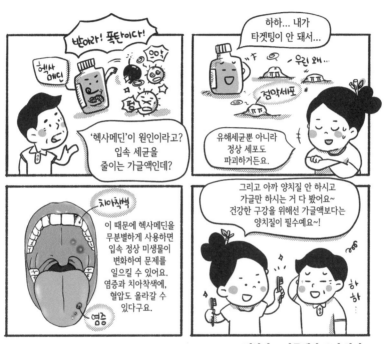

편하다고 가글액만 쓰지 않기~

항생제, 적절하게 사용하려면 어떻게 할까요?

특별한 전신병력이 없는 20대 젊은 환자의 사랑니를 단순 발치한다고 가정해봅시다. 이런 경우 치과에서는 항생제를 처방하나요? 개인적으로 저는 이런 경우에 항생제를 처방하지 않은 지 오래되었습니다.

꼭 사랑니만 그런 것은 아닙니다. 비슷한 경우의 단순 발치나 치주질환의 외과적 접근 같은 경우에도 항생제를 처방하지 않습니다. 그렇더라도 감염이 생긴 경우는 거의 없었고, 설사 감염이 생겼다 하더라도 그 이후의 항생제 처방을 통해 문제를 해결하지 못한 경우도 없습니다. 이런 내용들을 모아 학술지에 투고한 경험도 있고요.[1]

이런저런 자리에서 저의 이런 경험을 얘기하면 가끔 좀 의아해하는 치과의사 동료들을 봅니다. 그래도 되느냐, 문제가 안 생기느냐, 겁이 안 나느냐 등등요. 환자들의 권익이 커지고 문제에 대한 컴플레인이 많아져 가는 요즘, 그래서 '방어진료'라는 말까지 나오는 마당에, 만약 감염이라도 생기면 모두 제 책임이 될 테니까요. 방어진료란 말이 참 여러 가지를 연상하게 합니다.

그래서일까요? 실제로 우리나라 치과에서 발치 후 항생제 처방비율은 매우 높습니다. 건강보험공단 자료를 바탕으로 2020년에 발표된 최윤영 선생님의 논문에 의하면, 우리나라 치과에서 발치 후에 항생제가 처방되는 비율은 무려 81.85%에 이릅니다.[2] 물론 이 수치에는 완전 매복된 사랑니 발치처럼 수술부위가 넓어 항생제 처방을 고려할 수 있는 증례도 있지만, 대부분은 단순 발치들입니다. 또 처방되는 항생제 역시 광범위 항생제Broad spectrum antibiotics가 45.88%를 차지합니다. 감염이 크지 않은 상태에서 하는 발치에는 항생제 처방이 권고되지 않고, 설사 항생제가 처방되더라도 광범위 항생제보다 협범위 항생제 처방을 먼저 하라는 가이드라인과는 정반대의 처방 양상이 보이는 거지요. 말 그대로 방어진료가 아닐까 합니다.

이런 현상은 비단 치과계에서만 나타나는 현상이 아닙니다. 공미진의 연구에 의하면, 우리나라 내과, 소아과 같은 1차 의료기관에서 감기(상기도 감염)를 진단명으로 해서 처방되는 항생제 처방비율 역시 72.14%에 이르고, 이비인후과는 특히 높아 82%가 넘습니다.[3] 처방되는 항생제도 광범위항생제가 가장 많고요. 또 항생제를 줄여야 한다는 세계적인 흐름과는 달리 우리나라 항생제 처방 양상은 지속적으로 증가하고 있고요.

세계적으로 볼 때 치과에서 항생제가 처방되는 비율은 10% 내외입니다. 그러니 90%에 이르는 항생제 처방이 부적절하다는 지적이 나오는 것은 당연해 보입니다. 예를 들어, 미국 재향군인병원을 대상으로 한 연구에서도 발치 후 항생제가 처방되는 비율 역시 82.5%에 이르니까요.[4]

항생제 처방이 조심스러운 이유는, 모두가 다 아는 항생제 저항성 때문입니다. 세균의 세포벽을 깨고 유전자를 파괴해서 항균 및 정균 효과를 주는 항생제는 역으로 세균의 생명활동을 자극하여 내성을 갖게 합니다. 세균 역시 우리 인간처럼 환경이 바뀌면 그에 적응하면서 생존과 번식을 지속하려 할 테니까요.

그래서 1928년 플레밍에 의해 처음 발견되어 제2차 대전 즈음부터 전장의 병사를 살리고 폐렴으로 죽어가던 환자들을 살리며 기적의 약으로 떠올랐던 항생제는 조금씩 약발을 잃어가고 있는 중입니다. 예를 들어, 피부감염에 가장 많이 관여하는 황색포도상구균은 페니실린에 의해 1940년대에는 거의 대부분이 죽어 나갔으나, 1950년대에는 40%가 내성이 생겼고 1960년대에는 80%가 내성이 생겨, 21세기 들어서는 아예 원조 페니실린은 쓸 수가 없게 되었으니까요.[5]

이것이 인간이 개발한 항생제에는 전혀 약발이 먹히지 않는 다

제내성균 출현의 시작일 것이고, 이런 내성균이 출현하는 마당에 항생제 개발 이전으로 돌아가는 것 아니냐는 걱정은 당연해 보입니다. 실제로 미국에서만 항생제 저항세균으로 인한 감염으로 연간 3만 명 정도가 사망하고 있고, 영국 통계청은 항생제 저항세균 때문에 더 이상 인류의 기대수명이 늘지 않는다는 발표도 할 정도니까요.

줄일 수는 없을까요? 참 어렵습니다. 환자와의 신뢰가 가장 중요해진 시대에 자칫 감염 때문에 환자에게 문제가 생기는 상황은 누구나 책임지기 싫습니다. 그게 항생제 저항성이라는 공중보건의 중대한 문제에도 불구하고, 의료인 개인이 진료의 책임을 져야 하는 진료현장에서는 항생제 사용이 줄지 않는 주요한 원인일 겁니다.

장기적으로 보면, 치과에서도 항생제 처방을 하지 않아 문제가 생기는 경우에 협회를 비롯한 의료단체와 정부가 일정한 완충역을 해주는 제도적 장치가 있어야 하지 않을까 싶습니다. 또 치과에서도 항생제 처방을 낮출 수 있는 인센티브 같은 것도 생각해 볼 가치가 있습니다.

나아가 대형의료기관에서 실시하는 항생제 관리프로그램antibiotics stewardship program 같은 것도 협회 차원에서 검토해 볼 만하다고 보고요. 미국 치과의사협회에서 시행하는 항생제 관리프로그램을 참고할 수 있을 듯합니다.[6]

이런 제도적 장치 외에도 현장의 치과의사들 스스로 자기 규

항생제 저항성 문제

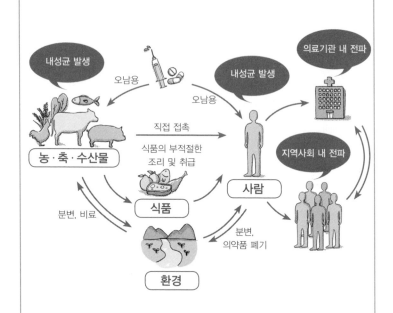

내성균 발생

오남용

농·축·수산물

직접 접촉

식품의 부적절한
조리 및 취급

식품

분변, 비료

환경

내성균 발생

오남용

의료기관 내 전파

사람

지역사회 내 전파

분변,
의약품 폐기

항생제 저항성 문제는 21세기 공중보건의 주요한 문제로 대두되고 있습니다. 치과에서의 항생제 사용에 대해서도 한번쯤 다시 생각해 보아야 하지 않을까요?[7]

제self regulation를 통해 항생제 사용을 낮추려는 노력을 해야 하지 않을까 합니다. 자기 규제를 통해 가용할 수 있는 과학적 근거를 최대한 활용하여 환자에게 최선을 다하는 것이 전문가주의professionalism의 미덕일 테니까요.

개인적으로는 항생제를 처방하지 않는 이유에 대해 환자에게 꼭 설명합니다. 항생제는 꼭 필요할 때만 쓰는 약이고, 더 중요한 것은 본인의 면역력일 테니 조금만 지켜보자고요. 대신 아플 수 있으므로 진통소염제를 처방하니 약 드셔보시고 내일 꼭 내원하시라고요.

이런 환자와의 대화 역시 저의 방어진료의 한 방편일 수 있겠지만, 이런 말을 듣는 환자의 반응 역시 나쁘지 않다는 것을 경험합니다.

발치가 끝나고 난 뒤~♪

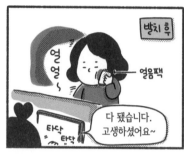

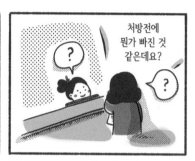

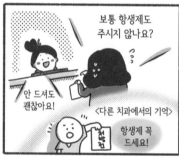

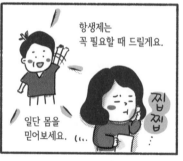

나... 괜찮은 걸까?

입속에서 벌어지는 일

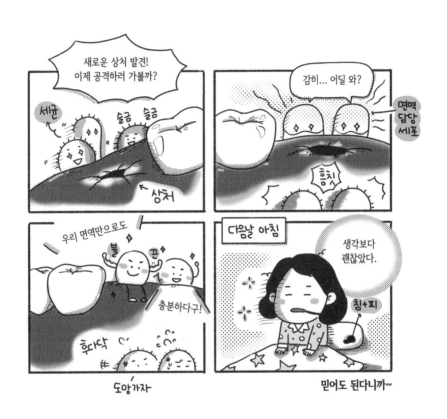

Q17. 스케일링을 더 편하고 쉽게 할 방법은 없을까요?

얼마 전 이발을 하러 미장원에 갔는데 헤어디자이너가 "고객님, 스케일링을 한번 받아보시죠." 하시더라고요. 머리카락이 가늘어지고 계속 빠지는 것이 보였나 봅니다. 그리고 그분이 이렇게 덧붙이시더군요. "치과에서 스케일링하듯이 두피도 스케일링을 하면 두피건강에 도움이 됩니다." 스케일링이란 말이 이젠 참 일반화되었구나 싶었습니다.

스케일링은 다 아시는 대로 치아에 붙어있는 치석을 제거하는 치과 술식입니다. 치석이 많을수록 그곳에 세균들이 많이 붙고 바이오필름이 증식하기 때문에, 그것을 제거해 줌으로써 구강의 세균부담을 줄이려는 술식이지요. 일반인에게까지 익숙한 이 술식은 제2차 대전 후 스칸디나비아 반도에서부터 시작되었다고 합니다.

지금은 구강건강에서도 최선진국격인 스웨덴을 비롯한 스칸디나비아의 여러 복지국가들도 실은 제2차 대전 직후만 해도 국민들의 구강상태는 상당히 안 좋은 편이었습니다. 1940년대만 해도 스웨덴 젊은이들 중 이를 제대로 가지고 있는 사람은 드물었다고 합니다. 심지어 6,500명의 젊은 군인들 중 18명만 자기 이를 모두 가지고 있었다고 하니까요.[1] 그러다 제이콥슨Lars Jacobson 같은 학자들이 나서, 전장에서 돌아온 퇴역군인들을 상대로 스케일링을 비롯한 여러 잇몸치료를 강화했습니다. 몇 년 후 결과는 놀라웠습니다. 구강위생 상태가 좋아지며, 훨씬 많은 사람들이 자기 치아를 갖고 밥을 먹게 되었고 더 건강해진 것입니다. 지금도 치주학Periodontology에서는 스칸디나비아 반도의 학자들이 많이 앞서고 좋은 논문들이 많이 나오는데, 그 역사적 전통이 그때 생긴 것이지요.

그렇게 스칸디나비아에서 시작한 스케일링은 곧 세계적으로 보편적인 구강위생 술식으로 자리 잡았습니다. 우리나라의 경우 2015년 스케일링이 보험화된 이후 더욱 더 중요한 잇몸관리의 상식이 된 듯합니다.

하지만 스케일링에도 한계는 분명히 존재합니다. 무엇보다 치주포켓이 깊은 경우, 설사 기구를 치주연하로 집어넣는다 하더라도 스케일링은 블라인드 테크닉이 됩니다. 이를 위해 치주조직을 열어서 보는 여러 수술기법도 개발되었지만, 이 역시 수술 후 트라우마가 있고 관리가 안 되면 효과가 떨어지는 경우가 많습니다.

또 스케일링 후에 나타나는 후유증도 문제가 됩니다. 늘 진료실에서 접하듯이 스케일링을 하면 환자들은 시큰한 느낌이나 통증을 호소합니다. 이를 치과의사나 치과위생사는 대개 두꺼운 치석을 제거하니 치아가 옷을 벗은 듯이 예민해지는 것이고 시간이 지나면 원상회복된다고 얘기하지만, 실은 이 답은 오류일 수 있습니다. 한 연구에 의하면, 스케일링을 위한 전동기구나 수기구들이 일정한 힘으로 줄 때 치질백악질, Cementum 역시 제거되기 때문에 생기는 후유증이라고 합니다.[2] 그리고 그 제거되는 양이 생각보다 많아(100μ 이상) 보통 치아뿌리를 감싸고 있는 백악질의 두께(10~60μ)보다 더 많습니다. 말하자면, 스케일링으로 제거되는 것은 비단 치석만이 아니라 정상적인 치질도 상당할 수 있다는 겁니다. 환자들이 느끼는 시큰함이나 통증 역시 당연한 것이고 심지어 그것들이 비가역적일 수도 있다는 겁니다.

이런 스케일링의 후유증을 보완하기 위해 크게 두 가지를 생각해볼 수 있습니다.

첫째, 최대한 부드러운 접근을 하되 그것도 시간을 두고 하는 겁니다. 예를 들어 스케일링을 위해 기구를 치석이나 치질에 대기 전에 보다 부드러운 칫솔로 플라크를 제거해 보는 것을 생각해볼 수 있습니다. 말하자면, 스케일링이라는 보다 직접적이고 강한 자극 전에 칫솔질로 플라크를 제거하고 잇몸을 자극해 염증을 완화시켜 보는 겁니다. 전문가 칫솔질toothpick, 와타나베 칫솔질이라고 알려진 이 방법은 실은 스케일링의 후유증을 방어하기 위한 수단 정도가 아니라 매우 강력한 효과가 있습니다. 이 전문가 칫솔질만으로도 6mm 이상의 치주포켓이 1.8mm 가량 감소시켰다는 보고가 있을 정도이니까요.[3] 이런 효과가 나는 이유는 잠시만 생각해 보면 분명합니다. 치주질환이라는 질병을 일으키는 것은, 이미 경화된 치석이라기보다는 거기를 표면 삼아 형성된 바이오필름(biofilm)일 테니까요. 전문가 칫솔질로 치은 연상이나 치은연하의 바이오필름을 제거해 주니 당연히 잇몸의 염증이 호전될 수밖에 없겠지요.

둘째, 스케일링 이후에 손상된 치질의 복구를 시도해 보는 겁니다. 잘 알려진 불소도포이지요. 충치예방에 효과가 큰 불소를 스케일링 후 예민해진 치질에 사용하여 시큰함과 통증을 완화시키는 겁니다. 불소도포는 치질의 재강화로 스케일링 후 후유증 감소뿐만 아니라, 노령인구에서 많이 나타나는 치근 우식증을 예방하고 항균효과도 있는 것으로 알려져 있지요.[4]

이런 이유로 저희 병원의 경우, 구강위생 관리를 보다 포괄적으로 하고자 보통 많이 하는 스케일링이나 치근활택술 외에도 이런 술식 전후에 전문가 칫솔질과 불소도포를 함께 묶어 시행하고 있습니다. 물론 처음 내원하시는 환자에게는 충분한 설명과 구강위생 교육 역시 함께 하고 있고요. 이런 사전 모티베이션 인터뷰 후에 전문가 칫솔질을 포함한 여러 술식들을 함께 포괄적으로, 그러면서도 좀 더 즐겁게 하자는 의미로, 저희는 스케일링이라는 말을 조금 변형해 '스케힐링ScaHealing'이라 이름하고, 치과의사와 치과 위생사들의 적극적인 참여를 기대하고 있습니다.

그런데 난점이 하나 있습니다. 이런 구강위생 교육, 전문가 칫솔질, 불소도포가 보험급여에 해당되지 않는다는 겁니다. 그래서 저희 병원에서는 불소도포에 일정한 비보험수가를 정하여 환자에게 청구하고 있습니다. 많은 환자분들은 저희 병원의 취지를 이해해 주시지만, 금전적 이유로 이런 술식을 권하는 것으로 오해하는 경우도 더러 있습니다. 가능한 이런 술식들도 보험화가 되고 치과계에도 일반화되어, 환자들이 보다 포괄적인 구강위생 관리 스케힐링을 받을 수 있기를 기대해 봅니다.[5]

스케일링

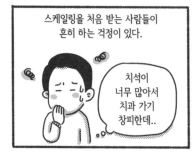

스케일링을 처음 받는 사람들이 흔히 하는 걱정이 있다.

치석이 너무 많아서 치과 가기 창피한데..

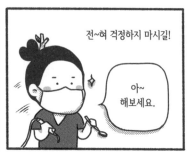

전~혀 걱정하지 마시길!

아~ 해보세요.

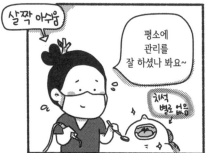

살짝 아쉬움

평소에 관리를 잘 하셨나 봐요~

치석 별로 없음

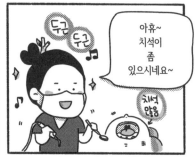

두근 두근

아휴~ 치석이 좀 있으시네요~

치석 많음

그러니 걱정 말고 스케일링 받으러 오세요~

전문가 칫솔질

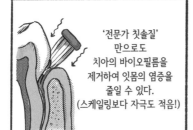

'전문가 칫솔질'만으로도 치아의 바이오필름을 제거하여 잇몸의 염증을 줄일 수 있다.
(스케일링보다 자극도 적음!)

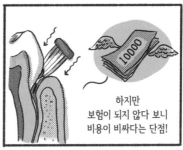

하지만 보험이 되지 않다 보니 비용이 비싸다는 단점!

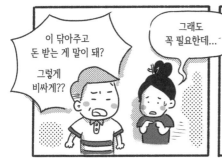

이 닦아주고 돈 받는 게 말이 돼?

그렇게 비싸게??

그래도 꼭 필요한데...

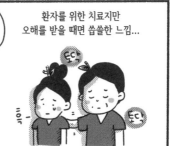

환자를 위한 치료지만 오해를 받을 때면 씁쓸한 느낌...

언젠간 알아주시겠지...

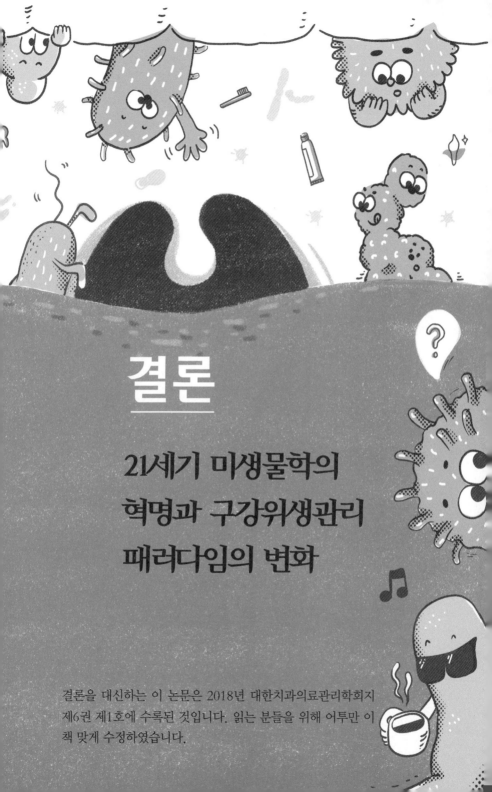

결론

21세기 미생물학의 혁명과 구강위생관리 패러다임의 변화

결론을 대신하는 이 논문은 2018년 대한치과의료관리학회지 제6권 제1호에 수록된 것입니다. 읽는 분들을 위해 어투만 이 책 맞게 수정하였습니다.

01. 미생물학의 혁명과 구강위생관리

21세기 미생물학은 혁명적 변화가 진행 중입니다.[1] 그 혁명은 2003년 발표된 인간게놈프로젝트를 전후하여 급속히 발달된 유전자 분석기술이 미생물의 분석에도 적용되며 시작되었죠. 메타지노믹스metagenomics와 생물정보학bioinformatics이 결합된 이 기술은 인간과 마찬가지로 미생물도 유전자를 통해 동정identification합니다.[2] 메타지노믹스는, 예를 들어 구강과 같은 하나의 환경에 있는 미생물 유전자를 통째로 분석하고 거기에 포함되어 있는 미생물을 생물정보를 통해 밝힙니다. 그래서 이 기술은 과거에 배양에만 의존해 미생물을 분석하던 미생물학에 새로운 장을 열어제쳐, 과거에는 존재 자체도 몰랐던 미생물들의 정체가 속속 드러나고 있는 중입니다.

이같은 미생물학 혁명의 중심에는 미국 국립보건원National Institute

of Health: NIH의 인간미생물프로젝트Human Microbiome Project: HMP가 있죠.[3] 2007년 시작해 2012년 1차 결과를 발표하고, 2018년 현재도 2차가 진행중인 HMP는 우리 몸에 살고 있는 미생물의 전모全貌, whole picture를 보여줍니다. 2012년 HMP 보고에서 연구자들은, 300명의 미국인들에게서 각각 남성은 15군데, 여성은 질 3군데를 포함한 18곳에서 5000개 가까운 샘플을 채취했습니다. 그 결과는 정상적으로 건강한 인간의 몸이라도 곳곳에 수많은 미생물이 상주하고 있음을 보여주고 있습니다. 또 TM7 문門, phylum과 같이 배양 자체가 되지 않아 과거에는 존재 자체를 몰랐던 미생물들 역시 인체에 상당부분 상주하고 있음을 드러냈습니다.

그래서 미생물학은 현재 생명과학의 변방에서 중심부로 위치와 관심이 이동하고 있는 중입니다. 인간의 눈에는 보이지 않더라도 미생물은 지구상 생물계biosphere의 가장 많은 생물량biomass을 차지하죠.[4] 또 진화적으로 보아도 지구의 식물과 동물을 포함한 모든 생명의 출발은 미생물, 세균이었습니다.[5] 생명활동으로 보아도 식물과 동물과 같은 거대 다세포 진핵세포 생명들의 유지와 질병의 발생에는 미생물이 늘 관여합니다. 1970년대에, 도브잔스키Theodosius Dobzhansky는 '생물학의 모든 의제는 진화를 빼놓고는 이해할 수 없다Nothing in Biology Makes Sense Except in the Light of Evolution'는 유명한 말을 남겼는데, 이와 같은 맥락으로 21세기 모든 생물학과 의학은 미생물을 제외하고는 이해할 수 없게 된 것입니다.

  이런 상황은 인체에서 가장 다양한 미생물의 서식처인 구강과 구강미생물에 대해서도 동일한 인식의 변화를 요구합니다. 이에, 본 고에서는 미생물학의 혁명적 변화가 치과의료와 구강위생관리에 미치고 있는 변화에 대해 서술하고자 합니다.

0₂. 병인론의 변화

현재 진행되고 있는 미생물에 대한 인식 변화는 역사적으로 보면 1680년대 미생물을 처음 관찰한 레이우엔훅Leeuwenhoek, 1880년대 이 미생물과 인간의 질병을 연결한 파스퇴르와 코흐 이후 가장 커다란 변화입니다(표1).

1680년대 네덜란드 아마추어 과학자 레이우엔훅이 자신이 만든 작은 현미경으로 미생물을 관찰했지만, 그것은 단순한 신기한 현상일 뿐이었습니다. 그러다 거의 200년이 지난 후에 파스퇴르와 코흐는 레이우엔훅의 미소동물animalcules, small animal이 콜레라 탄저병을 비롯한 여러 질병의 원인이라는 것을 밝혔죠. 이른바 세균감염설germ theory이 성립된 거예요.

돌아보면, 지난 20세기 동안 미생물에 대한 인류의 태도는 세균감염설에 입각한 항미생물anti-microbial 시대였습니다. 지난 140여

미생물에 대한 인식	질병과 미생물	병인론	(구강)위생관리
미생물의 발견 (1680년대)	세균은 미소동물로, 질병과는 별개로 인식	없음	개념 없음
질병세균설 (1880년대)	세균이 질병의 원인	세균감염설	환경위생의 강화
항미생물시대 (항생제와 백신 개발, 20세기)	세균이 질병의 원인이 라는 인식이 연장. 20세기 후반에는 특정 세균과 특정 질병이 연결됨	Specific theory	개인 위생의 강화를 통한 세균 박멸
미생물과의 공존 (21세기)	미생물이 질병의 원인 인 경우는 소수, 대다수는 공존의 대상	Ecological theory	적절한 관리가 중요

표1. 미생물 발견 이후 인식 변화

※ 미생물이 처음 발견된 이후 가장 큰 변화는 미생물을 질병과 연관시킨
파스퇴르의 발견입니다.

년 동안 인류는 환경위생을 위해 상하수도를 나누고, 도시를 만들고, 그 도시를 여러 소독제와 계면활성제로 닦아내고, 시시때때로 검역작업을 하면서 미생물을 박멸하려 했습니다. 개인 위생에서도 늘 비누로 씻어내고 항생제와 항바이러스제로 미생물을 박멸하거나, 미리 약한 미생물을 접종 받아서 면역능력을 기르는 항미생물 생활방식을 확장시켰습니다. 모두 세균감염설의 영향권 안에 있는 사고이고 대처방법이었죠.

하지만 21세기 미생물학은 미생물이 질병의 원인만이 아니라는 것을 보여줍니다. 물론 그런 병적pathologic 세균이나 바이러스가 있어서 아직도 많은 감염병과 전염병을 가져오지만, 알고 보면 실은 그런 것들은 매우 소수라는 것입니다. 오히려 대부분은 우리 몸을 그냥 서식처 삼아 살고 있는 공존 미생물들이죠. 앞서 말한 HMP는 건강한 사람들의 구강과 장, 피부 곳곳에 100조에 달하는 세균이 살고 있습니다. 또 이후 진행된 미생물 연구는 그전에는 무균의 공간으로만 알았던 건강한 사람의 폐, 혈관, 뇌는 물론 심지어 임산부의 태반과 자궁에도 미생물이 살고 있음을 드러내 주었죠.[1]

그럼 질병은 왜 생길까요? 20세기 동안 질병의 원인으로만 알려져 있던 세균이 원래부터 우리 몸에 살고 있고 공존하고 있다면, 질병은 왜 생기는 걸까요? 미생물에 대한 이해가 확장되면서 병인론에 대한 변화도 진행 중입니다.

가장 흔한 질환 중 하나인 폐렴을 예로 들어봅시다. 과거의 의학 교과서는 건강한 사람의 폐는 무균의 공간이라 했죠.[2] 그런 무균의 공간에 폐렴균이 침범해 대폭 증식하며 염증을 일으키는 것이 폐렴입니다. 그래서 그 폐렴균을 항생제로 박멸해야 건강을 유지할 수 있는 논리였습니다. 무균의 공간이었던 우리 몸에 외부 세균이 침범하여 만든다는 파스퇴르와 코흐적 사고의 연장이죠. 하지만 메타지노믹스는 그것이 사실이 아니라고 밝힙니다. 건강한 사람의 폐에도 수많은 미생물이 정상적으로 살고 있다는 것이죠.[3]

어찌보면 건강한 사람의 폐에 미생물이 없다는 과거의 상식은 말 그대로 넌센스입니다. 늘 공기가 오가며 외부에 뻥 뚫려 있는 폐가 어떻게 무균의 공간일 수 있겠습니까. 실제로 건강한 사람의 폐에도 구강미생물이 미세흡인microaspiration으로 폐로 빨려 들어가며 정착해 증식하여, 구강미생물과 유사한 미생물군집체가 상주합니다.[4] 그리고 폐렴은 그렇게 원래 살고 있던 세균들의 평화로운 생태계가 흔들리거나, 그것을 방어하는 우리 몸의 상태가 나빠졌을 때 발생하죠. 말하자면, 폐렴은 외부 폐렴균이 침범해서 생길 수도 있지만, 대다수는 원래 있던 미생물 자체의 평형symbiosis이 깨졌을 때dysbiosis나, 숙주인 우리 몸의 면역기능이 훼손되었을 때 발생한다는 것입니다. 이른바 생태학적 병인론ecological etiology이 출현한 것이죠.

치주질환이나 구강관리 역시 마찬가지입니다. 20세기 말까지만 해도 치주질환은 AAAggregatibacter Actinomycetemcomitans나 레드컴플렉스 세균red complex, 진지발리스P. gingivalis와 같은 특정 세균이 원인이라고 생각했어요. 그래서 치료법 역시 그런 세균을 박멸하는 것이었죠.

하지만 늘 임상에서 관찰되다시피 치주질환은 항생제 요법으로 '치료'되었다고 하더라도, 구강위생관리가 되지 않으면 늘 재발합니다. 구강미생물이 우리 몸이 감당할 수 없을 만큼 늘어나서 우리 몸의 면역력으로 방어가 되지 않든가, 혹은 구강미생물 군집의 평형이 깨지면서 발생한다는 것입니다. 치주질환의 병인론 역시 생태학적 이론으로 변화 중인 거죠.[5]

(1) 구강미생물과 잇몸누수

이와 같이 미생물학과 병인론의 변화가 진행하면서 구강미생물의 특별한 역할이 부각되고 있습니다. 우리 몸으로 미생물이 들어가는 입구gateway, 대문portal으로서 구강은, 동시에 여러 병적 미생물의 저장고reservoir 역할까지 하고 있다는 것입니다. 특히 치주질환이 시작되는 치주포켓은 음험한 병적 미생물의 온상으로, 치아와 치주의 틈이 커지는 치주질환의 발생시 미생물이 전체 몸속으로 들어가는 진원지로 작용합니다.[6] 이른바 잇몸누수leaky gum

현상이 발생하고 있는 것입니다. 좀더 자세히 알아보겠습니다.

인체는 체내에 상주하고 있는 미생물과 공존하면서도 또한 스스로의 생명유지를 위해 이들을 방어하기 위해 진화과정에서 나름의 시스템을 발달시켰습니다. 유기체 단위의 피부와 점막이라는 물리적 장벽, 세포와 분자단위의 백혈구를 포함한 면역시스템이 그것들입니다. 외부 미생물과 바로 접하는 피부와 공기와 음식을 통해 미생물이 늘 접할 수밖에 없는 구강, 폐, 장의 점막은 미생물이 상주하면서도 또한 방어됩니다. 만약 미생물이 그 방어벽을 뚫고 체내로 들어오면 면역시스템이 그것을 방어해야 하고, 그것에 실패하면 인체기능의 손상이 발생합니다. 그래서 우리 몸은 유기체 단위로 보다 세포 단위로 보나 스스로 닫혀 있어야 하고, 그래야 하나의 생명체로서 정체성을 유지할 수 있죠.

그런데도 피부와 점막의 안쪽, 태반, 혈관, 심지어 뇌에서도 미생물과 그 산물들이 발견됩니다. 기본적으로 닫혀 있는 우리 몸의 안쪽에 어떻게 미생물이나 그 산물이 들어올 수 있을까요? 이 딜레마를 해결하기 위해 등장한 가장 대표적인 개념이 장누수증후군Leaky gut syndrome입니다.[7] 스트레스나 염증반응 등에 의해 장세포간 결합이 허물어지면, 그 사이를 통해 세균이나 그 산물들이 내부로 침투해 혈관까지 도달한다는 것입니다.

장누수증후군은 변비에 걸리면 장과는 거리가 먼 얼굴에 염증이 생기는 것을 설명하기 위해서 한의학을 포함한 비주류의학에서 오랫동안 제안해 왔던 개념입니다.[8] 아토피나 천식과 같은 면역질환이 최근 들어 대폭 증가하고 있는 현상을 설명하기 위해서도 도시화된 현대인들의 음식문화에서 그 답을 찾고자 하는 영양학자들 역시 이 대열에 합류했습니다. 그에 반해 주류의학에서는 장누수증후군에 대한 분자적 메커니즘이 설명되지 않는다는 이유로 받아들여지지 않다가, 최근 들어 미생물학이 대폭 발달하며 장내 미생물의 역할에 대한 관심이 증대하면서 받아들여지고 있는 중입니다. 용어는 장투과성증가increased intestinal permeability를 더 사용하긴 하지만, 내용은 완전히 같지요.[9]

장투과성증가나 장누수증후군은 최근으로 올수록 가파른 학술연구의 주제가 되고 있는 추세로 자리 잡으며 장미생물이 아토피, 천식, 심지어 행동장애나 자폐증과도 연관되어 있음이 드러나고 있는 중입니다.

그런데 우리 몸에는 장보다 더 쉽게 외부에 열리는 공간이 있습니다. 바로 구강이에요. 구강은 음식과 호흡을 통해 우리 몸에 에너지와 영양소와 산소를 공급하는 가장 큰 구멍이죠. 말하자면, 우리 몸이 외부로 열리는 대문인 것입니다. 더불어 구강으로 들어오는 음식과 공기와 함께 들어오는 미생물들의 저장고이기도 하죠.[10] 이를 방어하기 위해 우리 몸에서 가장 큰 점막관련림프조직MALT:mucosa associated lymphoid tissue인 편도가 구강 뒤편을 지키고 있는 이유이기도 하고, 미생물을 방어하는 염증반응으로 편도가 자주 붓는 이유이기도 합니다. MALT는 대장 주위를 포함해 우리 몸 곳곳에 퍼져 있는 면역세포의 지역 지구대이지만, 편도처럼 자주 붓는 곳은 없죠. 그만큼 구강이 자주 외부 미생물과의 접촉이 잦은 공간이라는 것입니다.

구강이 세포단위에서도 외부에 쉽게 열린다는 것은 균혈증 bacteremia으로 쉽게 확인됩니다.[11] 혈액 안에서 세균이 발견되는 균혈증은 대개 30분 정도면 혈액 속 면역세포에 의해 탐식되지만, 우리 몸의 면역이 약해져 있는 상태라면 전신적 확산 가능성이 늘 있는 현상입니다. 이런 균혈증을 가장 자주 일어나게 하는 곳은 구강이고요. 스켈링처럼 간단한 치과시술이나, 칫솔질과 같은 소소한 구강조직의 자극 후에도 균혈증은 발생합니다. 뿐만 아니라 음식을 먹은 일상적인 행위에서도 구강세균은 늘 우리의 혈관을 침투하죠.

구강 안에서도 가장 쉽게 열리는 공간이 있습니다. 바로 치주포켓periodontal pocket인데요, 치아가 잇몸을 뚫고 나오는 맹출 과정에서 생기는 2~3mm 깊이의 이 공간은 인간의 눈에는 작지만, 1~2μm 정도 크기의 세균의 입장에서 본다면 어마어마한 공간이죠. 음식과 호흡을 통해 구강에 들어온 세균들은 대부분 연하작용이나 칫솔질에 의해 쓸려 나가지만, 치은연하에 부착한 세균들은 든든한 버팀목인 치아에 붙어 증식하며 바이오필름biofilm을 만듭니다. 플라크는 미생물의 도시city of microbes[12]라 비유되는 바이오필름의 가장 흔한 형태입니다. 수분과 영양소, 온도 등이 세균이 증식하기에 안성맞춤인 구강, 특히 치은연하는 이 자연계 전체에서 바이오필름이 조성되기 가장 좋은 곳 중 하나인 것입니다.

더구나 치은연하나 치주포켓 아래의 점막조직은 미생물의 방어에 취약합니다.[13] 치주포켓 아래 치아와 잇몸조직이 붙은 곳을 결합상피라 하는데, 결합상피의 해부학적 구조인 세포들간의 결합이 약하죠.[14] 세포들의 결합은 세포양쪽에서 접착분자들이 와서 엉겨 붙는 모양이고, 이것을 데스모솜Desmosome, 밀착연접 tight junction 등으로 표현하는데, 치은연하에서는 이 결합이 반쪽짜리입니다. 치주점막조직에서는 접착분자를 만듦에 반해, 치아의 표면에서는 그 접착분자를 만들지 못하기 때문이죠. 실제로 학술용어도 반쪽hemi을 뜻하는 접두어를 붙여 헤미데스모솜 hemidesmosom이라고 씁니다.

치은연하의 세균이나 세균의 물질들이 더 안쪽인 우리 몸을 더 쉽게 뚫고 들어옵니다. 비슷하게 우리 몸을 뚫고 나오는 것처럼 보이는 털이나 손발톱은 그 안쪽의 세포간 결합이 강한 데스모솜이 방어합니다. 이것이 모낭과 손발톱의 염증이 커지는 경우가 별로 없지만, 구강의 염증이 얼굴 아래쪽으로 쉽게 퍼지는 이유이기도 합니다.

아무리 넓게 잡아도 손바닥 크기 정도인 치주포켓의 넓이가 거대한 대장에 비견할 바는 아니고, 그래서 치주포켓에 상주하는 세균의 양 역시 대장에 비해 적을 수밖에 없습니다. 하지만 치주세균의 전신적 영향이 얼마나 클지에 대해서는 아직도 많은 연구를 기다리고 있습니다. 최소한 현재까지, 우리 몸 곳곳, 심지어 뇌에서까지 치주세균이 발견되고, 건강한 산모의 태반미생물이 구강미생물과 가장 흡사하다는 연구들은 우리 몸에서 가장 쉽게 열릴 수밖에 없는 구강과 치주포켓의 세균들이 미치고 있는 잠재적 가능성들을 보여줍니다. 치주세균이 당뇨나 심혈관 문제, 조산과 사산, 알츠하이머, 류마티스 등 수많은 질환과의 연관성 역시 그 모습을 드러내고 있는 중이고요.[15]

(2) 병소감염이론의 재도래, 치주의학

병소감염이론이란 구강과 그 주위의 감염된 치아, 편도, 의치, 상악동 등에 존재하는 세균들이, 멀리 떨어진 류마티스관절염이나 신장질환, 심혈관질환, 심지어 정신질환에까지 영양을 미치는 병소로 작용한다는 이론입니다.[16] 현재로선 조금 생소할 수 있지만, 지금보다 100년 전인 20세기 초에는 의학계 전체에서 상당한 지지를 얻었던 병인론이죠.

앞에서 말했듯이 1880년대 코흐와 파스퇴르가 탄저병, 콜레라를 일으키는 원인인 나쁜 기운에 있는 것이 아니라, 미생물 때문임을 밝힙니다. 또 파스퇴르와 코흐의 공헌으로 성립된 세균감염설germ theory에 매료되었던 당시의 과학자와 의사들은, 아직 원인을 모르는 수많은 질환들의 원인들도 세균 때문일 수 있다는 쪽으로 경도됩니다. 심지어 지금은 비타민C 결핍 때문임이 분명해진 각기병도 세균 때문이라고 주장되기도 했죠.

그러던 차에 1890년 치과의사 밀러는 구강 내에 수많은 세균이 살고 있음을 밝히고, 그것이 치아우식증이나 치주질환을 포함한 인체의 많은 감염질환을 일으키니 칫솔질을 포함해 구강위생이 중요하다고 강조합니다. 밀러의 주장은 현대적 구강위생의 출발이라고 할 수 있습니다.

이런 연구와 주장들에 영감을 얻으며, 병소감염이론이 생기고 확산됩니다. 대표적으로 영국의 외과의사 윌리엄 헌터Willam Hunter는 류마티스, 신장질환, 빈혈, 위염, 장염, 원인이 애매한 열, 심지어 우울증의 원인을 구강 내 감염으로 지목합니다. 이런 원인이 분명치 않은 많은 내과적 질환들이 구강과 그 주위의 세균들에서 시작된다는 것입니다. 현재까지도 내과학 교과서로 쓰이는 책을 저술한 세실Russel Cecil과 같은 의사들도, 1930년대까지 병소감염이론을 지지했을 정도죠.[17] 이런 주장들은 마치 광풍처럼 수많은 병원에서 심지어 건강한 치아를 발거하고, 편도제거 수술tonsillectomy을 하고, 상악동을 씻어내라고 권고하고 시술을 하게 합니다.

또 1920년대와 1930년대에 미국을 중심으로 의치Denture에 대한 관심이 커지고, PMS:Pankey Mann Schuyler나 악교합학Gnathology과 같은 교합이론이 필요하게 된 역사적 배경이기도 합니다. 치아를 발거하니 의치에 대한 수요가 늘어나고 의치의 교합이론이 생성되는 것이 불가피했던 것이죠.

하지만 이런 병소감염이론은 1940년대 들어서는 그 근거가 의심되고, 이후 폐기됩니다. 그 결정적 계기가 된 것은 1940년, 〈미국의학협회지JAMA〉에 실렸던 비판적 평가 논문입니다.[18] 이 논문은 그 전 25년 동안의 여러 임상적 실험적 근거를 종합해 보건대, 여러 내과적 감염질환 치료나 예방을 위해 치아를 발거하거나 편도를 제거하는 술식은 정당화될 수 없다고 결론내립니다. 이후 병소감염이론은 힘을 잃고 의료계의 관심 밖으로 밀려나죠. 또 1940년대 발표된 그로스만Louis Grossman의 ≪근관치료교과서Root Canal Therapy≫에서도 병소감염이론에 대해 분명한 반대입장을 밝힙니다.

그런데 그렇게 잠잠해진 병소감염이론은 21세기 들어 부활의 조짐을 보이고 있습니다. 앞서 말한 미생물학의 혁명적 변화 때문입니다. 그 중에서도 구강미생물이 인체에 미치는 영향이 계속 드러나고 있는 것입니다. 그리고 이런 구강 미생물의 전신적 역할을 통합하기 위해 치주의학periodontal medicine이란 개념이 제안되었습니다.[19]

치주의학은 말합니다. 치주질환을 일으키는 세균과 LPS Lipopolysaccharide와 같은 세균 부산물, 또 사이토카인cytokine을 비롯한 숙주의 염증반응의 산물들이 혈류를 타고 전신으로 흘러 들어간다고요.[20] 그리고 그것은 심혈관, 무릎, 뇌 등 곳곳에서 문제를 일으키는 주범이 됩니다.

가히 20세기 초의 병소감염이론이 미생물학의 혁명 덕에 그 과학적 근거를 쌓으며 부활하고 있는 것입니다. 다만 과거 병소감염이론이 치아우식증나 근관치료 된 치아의 치근단염의 미생물에 주목했다면, 현재는 치주, 특히 치은연하미생물의 전신적 역할에 주목하고 있는 것입니다.

(3) 치과의료관리 측면에서 본 구강위생관리 패러다임의 변화

이런 취지로, 구강위생관리는 21세기 미생물학의 혁명적 변화를 받아들여 여러 가지 면에서 변화되어야 할 것으로 사료됩니다.

① 구강위생관리의 목적- 미생물 부담을 줄이기

구강위생 관리의 목적은 구강미생물의 박멸이 아닙니다.[21] 구강위생 관리는 구강미생물이 내 몸의 면역기능과 적절한 균형을 유지할 수 있도록, 그 양과 부담bacterial burden을 줄여주는 것이죠.
또 근본적으로는 숙주인 우리 몸의 건강상태를 잘 유지하여 구강
미생물의 카운터파트로서 균형을 잘 유지하도록 하는 것입니다.
다른 모든 감염질환과 마찬가지로 치주질환을 비롯한 구강병은,
상주미생물간의 평형이 깨지면서 발생하기 때문이에요. 그런 면
에서 구강미생물의 박멸을 목적으로 하는 화학치약, 과도한 항생
제 사용이나 항균 가글액의 사용은 21세기 과학적 근거에 준해 재
검토되고 자제되어야 합니다. 또 우리 몸과 구강의 건강상태를 유
지하기 위한 금연의 강조, 적절한 식이지도 역시 구강위생 관리의
중요한 활동으로 포함되어야 합니다.

② 구강위생관리의 의미 – 바이오필름의 제거

구강위생관리의 진정한 의미는 구강 내 바이오필름을 제거함으
로써, 그것이 전신적으로 미칠 여러 질환을 예방하는 활동입니다.
앞에서 말했듯이, 구강 내 플라크는 인체의 대표적인 바이오필름
이고, 그 바이오필름은 우리 몸의 많은 감염질환의 원인입니다.

그래서 칫솔질이나 스케일링과 치근활택술SRP:Scaling & Root
Planing 등과 같은 구강위생관리의 구체적 행위는 구강 내에서 행
해지지만, 그것이 미치는 영향과 의미는 구강에만 머물지 않습니
다. 생명에 미치는 직접적 원인이 심장과 뇌이기에 그것의 관리가

중요한 것과 마찬가지로, 생명활동에 미치는 가장 중요한 간접적 원인으로서의 구강미생물과 그것을 관리하는 활동이 강조되어야 합니다.

③ 구강위생관리의 방법- 치실, 치간칫솔, 물 세정기

구강위생관리가 바이오필름을 향한 것이라면, 그 바이오필름이 가장 많이 생기는 곳으로 관리의 방법이 향해야 합니다. 구체적으로는 칫솔질에서 치은연하를 닦는 바스법과 같은 방법이 강조되어야 하고, 칫솔 역시 치은연하는 닦는 데 유리한 두줄모와 같은 것이 더 많이 보급되어야 하죠. 또 치주포켓이 먼저 형성되고 더 깊어지는 치간interdental space을 닦는 치실, 치간칫솔 역시 더 많이 사용되도록 교육되어야 합니다. 치간 사이를 물로 쏘아서 바이오필름 형성을 방지하는 물 세정기 등도 더 많이 쓰여야 하고요.

④ 구강위생관리를 위한 전문가들의 체계 – 구강위생관리실

환자들의 첫 방문 시, 주소chief complaint를 포함한 전체 상태의 검진에 구강위생 상태나 위생관리 습관에 대한 사전 정보가 반드시 포함되어야 합니다. 또 해당 환자의 치료계획을 세울 때, 구강위생관리 계획 역시 중요하게 포함되어 사전에 설명하고 시행되어

야 합니다. 구강위생관리를 실제로 실시할 치과위생사들의 업무
범위가 확장되어야 하고, 한 치과의료기관에서 치과의사와 치과위
생사의 적절한 전문가적 관계를 형성하여 협업의 질을 높여 가야
하죠.

　장기적으로는 각 치과의료기관에 치과위생사를 중심으로 한 구
강위생관리실을 설치해서, 피부과 부속 피부관리실처럼 운영의 묘
를 발휘해보는 것도 고려해볼 만한 일입니다.

0**3. 글을 마무리하며**

이 글에서는 21세기 들어 급속히 진행되고 있는 미생물학의 혁명적 변화가 가져온 치과진료와 구강위생관리의 의미 변화에 대해 기술하였습니다. 나라는 존재는 호모사피엔스인 내 몸과, 내 몸을 서식처 삼아 살아가는 수많은 미생물의 통합체인 통생명체 holobiont입니다. 그리고 구강은 수많은 내 몸 미생물이 내 몸으로 들어오는 입구이자 병적 미생물의 음험한 저장소이기도 합니다. 미생물의 양을 줄이는 적절한 구강위생은 일상생활의 가장 중요한 건강습관으로 자리 잡아야 하고, 치과의사와 치과위생사에 의해 행해지는 전문적 구강위생 관리 역시 그 의미와 방법이 대폭 확대되어야 할 것입니다.

통생명체(1)

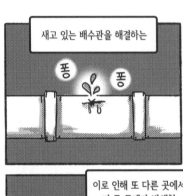

새고 있는 배수관을 해결하는

폼

폼

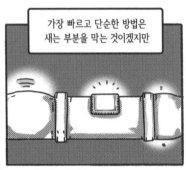

가장 빠르고 단순한 방법은
새는 부분을 막는 것이겠지만

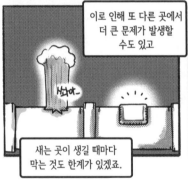

이로 인해 또 다른 곳에서
더 큰 문제가 발생할
수도 있고

쓰아~

새는 곳이 생길 때마다
막는 것도 한계가 있겠죠.

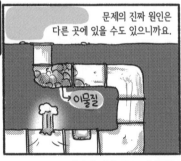

문제의 진짜 원인은
다른 곳에 있을 수도 있으니까요.

이물질

그렇다면 가장 좋은 해결책은?

통생명체(2)

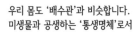

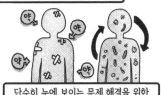

우리 몸도 '배수관'과 비슷합니다.
미생물과 공생하는 '통생명체'로서

단순히 눈에 보이는 문제 해결을 위한
무분별한 약 처방이 근본적인 해결책이
아닐 수도 있습니다.

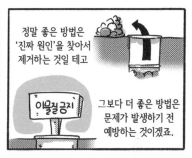

정말 좋은 방법은
'진짜 원인'을 찾아서
제거하는 것일 테고

그보다 더 좋은 방법은
문제가 발생하기 전
예방하는 것이겠죠.

이물질금지

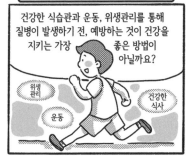

건강한 식습관과 운동, 위생관리를 통해
질병이 발생하기 전, 예방하는 것이 건강을
지키는 가장   좋은 방법이
                    아닐까요?

위생
관리

운동

건강한
식사

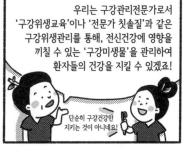

우리는 구강관리전문가로서
'구강위생교육'이나 '전문가 칫솔질'과 같은
구강위생관리를 통해, 전신건강에 영향을
끼칠 수 있는 '구강미생물'을 관리하여
환자들의 건강을 지킬 수 있겠죠!

단순히 구강건강만
지키는 것이 아니네요!

'치료'보다는 '예방'이, 건강을 위한 진짜 방법!

서론 _ 입속세균과 구강유해균

1. https://blog.naver.com/hyesungk

2. Dewhirst, F. E., T. Chen, J. Izard, B. J. Paster, A. C. Tanner, W.-H. Yu, A. Lakshmanan and W. G. Wade (2010). "The human oral microbiome." Journal of bacteriology 192(19): 5002–5017.

3. Zaura, E., B. J. F. Keijser, S. M. Huse and W. Crielaard (2009). "Defining the healthy "core microbiome" of oral microbial communities." BMC Microbiology 9(1): 259.

    Saito, S., Y. Aoki, T. Tamahara, M. Goto, H. Matsui, J. Kawashima, I. Danjoh, A. Hozawa, S. Kuriyama, Y. Suzuki, N. Fuse, S. Kure, R. Yamashita, O. Tanabe, N. Minegishi, K. Kinoshita, A. Tsuboi, R. Shimizu and M. Yamamoto (2021). "Oral Microbiome Analysis in Prospective Genome Cohort Studies of the Tohoku Medical Megabank Project." 10.

4. Consortium, H. M. P. (2012). "Structure, function and diversity of the healthy human microbiome." Nature 486(7402): 207–214.

5. Giuffrè, M., M. Campigotto, G. Campisciano, M. Comar and L. S. Crocè (2020). "A story of liver and gut microbes: how does the intestinal flora affect liver disease? A review of the literature." 318(5): G889–G906.

6. https://blog.naver.com/hyesungk2008/221394836377

7. Willis, J. R., P. González-Torres, A. A. Pittis, L. A. Bejarano, L. Cozzuto, N. Andreu-Somavilla, M. Alloza-Trabado, A. Valentín, E. Ksiezopolska, C. Company, H. Onywera, M. Montfort, A. Hermoso,

S. Iraola-Guzmán, E. Saus, A. Labeeuw, C. Carolis, J. Hecht, J. Ponomarenko and T. Gabaldón (2018). "Citizen science charts two major "stomatotypes" in the oral microbiome of adolescents and reveals links with habits and drinking water composition." Microbiome 6(1): 218.

8. https://blog.naver.com/hyesungk2008/221434712408

9. Park, D.-Y., J. Y. Park, D. Lee, I. Hwang and H.-S. J. C. Kim (2022). "Leaky Gum: The Revisited Origin of Systemic Diseases." 11(7): 1079.

10. Socransky, S., A. Haffajee, M. Cugini, C. Smith and R. Kent (1998). "Microbial complexes in subgingival plaque." Journal of clinical periodontology 25(2): 134-144.

11. https://www.cortexyme.com/

12. Sun, C.-H., B.-B. Li, B. Wang, J. Zhao, X.-Y. Zhang, T.-T. Li, W.-B. Li, D. Tang, M.-J. Qiu, X.-C. Wang, C.-M. Zhu and Z.-R. Qian (2019). "The role of Fusobacterium nucleatum in colorectal cancer: from carcinogenesis to clinical management." Chronic diseases and translational medicine 5(3): 178-187.

1. 입속세균, 어떻게 볼 것인가?

01. 플라크와 바이오필름은 무엇인가요?

1. Watnick, P. and R. Kolter (2000). "Biofilm, city of microbes." JBacteriol182(10): 2675-2679.

02. 건강한 사람과 치주염 환자의 입속세균은 어떻게 다른가요?

1. http://www.homd.org/

2. Jung, W.-R., et al. (2021). "Prevalence and abundance of 9 periodontal pathogens in the saliva of periodontally healthy adults and patients

undergoing supportive periodontal therapy." Journalofperiodontal&implantsc
ience51(5): 316-328.

03. 잇몸누수증후군? 잇몸이 샌다는 건가요?

1. Michielan, A. and R. D'Incà (2015). "Intestinal Permeability in Inflammatory
   Bowel Disease: Pathogenesis, Clinical Evaluation, and Therapy of Leaky
   Gut." Mediators of Inflammation 2015: 628157-628157.

2. Moutsopoulos, N. M. and J. E. Konkel (2018). "Tissue-Specific Immunity
   at the Oral Mucosal Barrier." Trends in immunology 39(4): 276-287.

3. Forner, L., et al. (2006). "Incidence of bacteremia after chewing, tooth
   brushing and scaling in individuals with periodontal inflammation." Journal
   of Clinical Periodontology 33(6): 401-407.

4. Kumar, P. S. (2017). "From focal sepsis to periodontal medicine: a century
   of exploring the role of the oral microbiome in systemic disease." The
   Journal of physiology 595(2): 465-476.
   Beck, J., et al. (2019). "Periodontal medicine: 100 years of progress."
   98(10): 1053-1062.

5. Park, D.-Y., et al. (2022). "Leaky Gum: The Revisited Origin of Systemic
   Diseases." 11(7): 1079.

6. 대한치과의료관리학회지, 김. J. (2018). "21 세기 미생물학의 혁명과 구강
   위생관리 패러다임의 변화." 6(1): 1-10.

04. 유익균과 유해균은 어떻게 구분되나요?

1. https://www.transparencymarketresearch.com/probiotics-market.html)

2. Salminen, M. K., et al. (2004). "Lactobacillus bacteremia, clinical
   significance, and patient outcome, with special focus on probiotic L.
   rhamnosus GG." 38(1): 62-69.

3. Mitchell, T. J. (2003). "The pathogenesis of streptococcal infections: from

Tooth decay to meningitis." Nature Reviews Microbiology 1(3): 219−230.

4. Graham, P. L., et al. (2006). "A US population−based survey of Staphylococcus aureus colonization." 144(5): 318−325.

2. 입속세균, 어디까지 가나?

05. 균혈증은 얼마나 위험한 건가요?

1. Bennett Jr, I. L., et al. (1954). "Bacteremia." 26(4): 241.

2. Van Hal, S. J., et al. (2012). "Predictors of mortality in Staphylococcus aureus bactcremia." 25(2): 362−386.

06. 입속세균이 혈압을 낮춘다고요?

1. Gusarov, I., et al. (2013). "Bacterial Nitric Oxide Extends the Lifespan of C. elegans." Cell 152(4): 818−830.

2. Koch, C. D., et al. (2017). "Enterosalivary nitrate metabolism and the microbiome: Intersection of microbial metabolism, nitric oxide and diet in cardiac and pulmonary vascular health." Free radical biology & medicine 105: 48−67.

3. 《東醫寶鑑》內景篇卷之二 〉津液 〉唾

4. Faria, G., et al. (2009). "Chlorhexidine−induced apoptosis or necrosis in L929 fibroblasts: A role for endoplasmic reticulum stress." Toxicology and applied pharmacology 234(2): 256−265.

5. S. V. and R. J. J. D. M. S. Lakshamanan (2016). "Characteristics, uses and side effect of chlorhexidine: a review." 15(6): 57−59.

6. Bescos, R., et al. (2020). "Effects of Chlorhexidine mouthwash on the oral microbiome." Scientific Reports 10(1): 5254.

1. Le Fanu, J. (2018). "Mass medicalisation is an iatrogenic catastrophe." BMJ: BritishMedicalJournal(Online) 361.

2. Preshaw, P., et al. (2012). "Periodontitis and diabetes: a two-way relationship." Diabetologia55(1): 21-31.

3. Tribble, G. D., et al. (2019). "Frequency of Tongue Cleaning Impacts the Human Tongue Microbiome Composition and Enterosalivary Circulation of Nitrate." 9(39).

4. Aguilera, E. M., et al. (2021). "Association Between Periodontitis and Blood Pressure Highlighted in Systemically Healthy Individuals." 77(5): 1765-1774.

5. Su-Jin Han, R. and Y.-J. J. Q. I. Yi (2019). "The association between dyslipidemia, oral health behavior, and periodontal disease: The Korea National Health and Nutrition Examination Survey." 50(5): 394-401.

6. Pejcic, A., et al. (2011). "Effect of periodontal treatment on lipoproteins levels in plasma in patients with periodontitis." 104(8): 547-552.

7. Hajishengallis, G. (2000). "Interconnection of periodontal disease and comorbidities: Evidence, mechanisms, and implications." n/a(n/a).

8. https://blog.naver.com/hyesungk2008/221681247666

9. Khademi, F., et al. (2019). "Bacterial infections are associated with cardiovascular disease in Iran: a meta-analysis." Archivesofmedicalscience:AMS15(4): 902-911.

10. Mougeot, J. C., et al. (2017). "Porphyromonas gingivalis is the most abundant species detected in coronary and femoral arteries." JournalofOralMicrobiology9(1): 1281562.

11. Brodala, N., et al. (2005). "Porphyromonas gingivalis bacteremia induces coronary and aortic atherosclerosis in normocholesterolemic and

hypercholesterolemic pigs." 25(7): 1446−1451.

12. https://rmtanaka.com/news/want−healthy−heart−take−care−gums/

08. 입속세균과 치매가 관련이 있다고요?

1. Xie, J., et al. (2022). "The Impact of Systemic Inflammation on Alzheimer's Disease Pathology." Frontiersinimmunology12: 796867−796867.

09. 입속세균이 암의 원인도 된다고요?

1. Wang, S., et al. (2021). "Fusobacterium nucleatum Acts as a Pro-carcinogenic Bacterium in Colorectal Cancer: From Association to Causality." 9.

2. Komiya, Y., et al. (2019). "Patients with colorectal cancer have identical strains of ⟨em⟩Fusobacterium nucleatum⟨/em⟩ in their colorectal cancer and oral cavity." Gut68(7): 1335−1337.

3. Fan, X., et al. (2018). "Human oral microbiome and prospective risk for pancreatic cancer: a population−based nested case−control study." Gut67(1): 120−127.

4. Michaud, D. S. and J. Izard (2014). "Microbiota, Oral Microbiome, and Pancreatic Cancer." Cancerjournal(Sudbury,Mass.)20(3): 203−206.

5. Farrell, J. J., et al. (2012). "Variations of oral microbiota are associated with pancreatic diseases including pancreatic cancer." Gut61(4): 582−588.

6. Darveau, R., et al. (2012). "Porphyromonas gingivalis as a potential community activist for disease." JournalofDentalResear ch:0022034512453589.

7. Archibugi, L., et al. (2018). "The Microbiome and Pancreatic Cancer: An Evidence−based Association?" Journalofclinicalgastroenterology52: S82−S85.

8. Wei, M.−Y., et al. (2019). "The microbiota and microbiome in pancreatic cancer: more influential than expected." MolecularCancer18(1): 97.

3. 입속세균, 어떻게 관리할까?

10. 칫솔질로 플라크가 얼마나 제거될까요?

1. Theilade, E., et al. (1966). "Experimental gingivitis in man: II. A longitudinal clinical and bacteriological investigation." 1(1): 1−13.

2. Page, L. R. and T. E. Rams (2013). "Subgingival root brushing in deep human periodontal pockets." J Int Acad Periodontol 15(2): 55−63.

3. De la Rosa, M., et al. (1979). "Plaque growth and removal with daily toothbrushing." 50(12): 661−664.

4. Morita, M., et al. (1998). "Comparison of 2 toothbrushing methods for efficacy in supragingival plaque removal The Toothpick method and the Bass method." 25(10): 829−831.

5. Claydon, N. C. (2008). "Current concepts in toothbrushing and interdental cleaning." 48(1): 10−22.

6. Slot, D., et al. (2012). "The efficacy of manual toothbrushes following a brushing exercise: a systematic review." 10(3): 187−197.

7. 서울대 조현재 교수, http://www.dailydental.co.kr/news/article.html?no=109841

8. 고정민, et al. (2019). "칫솔질 방법 간 치면세균막 제거 효율 연구." 43(3): 111−117.

11. 치약의 계면활성제가 위험한 이유는 뭔가요?

1. Welzel, J., et al. (1998). "SLS−irritated human skin shows no correlation between degree of proliferation and TEWL increase." 290(11): 615−620.

2. DaSilva, S. C., et al. (2012). "Increased skin barrier disruption by sodium lauryl sulfate in mice expressing a constitutively active STAT6 in T cells." Archives of dermatological research 304(1): 65−71.

3. Ramsey, M. M., et al. (2016). "Staphylococcus aureus Shifts toward

Commensalism in Response to Corynebacterium Species." Frontiers in Microbiology 7: 1230-1230.

4. Pareek, M. and D. L. J. T. A. j. o. m. Bhatt (2017). "The Wrong Toothpaste and the Painful Burp." 130(1): e19-e20.

5. Alli, B. Y., et al. (2019). "Effect of sodium lauryl sulfate on recurrent aphthous stomatitis: A systematic review." 48(5): 358-364.

12. 치간관리는 어떻게 하는 게 좋을까요?

1. (https://www.oralhealthgroup.com/features/gum-disease-starts-teeth/)

2. Sälzer, S., et al. (2015). "Efficacy of inter-dental mechanical plaque control in managing gingivitis--a meta-review." J Clin Periodontol 42 Suppl 16: S92-105.

3. Waerhaug, J. (1976). "The interdental brush and its place in operative and crown and bridge dentistry." J Oral Rehabil 3(2): 107-113.

4. Chapple, I. L., et al. (2015). "Primary prevention of periodontitis: managing gingivitis." J Clin Periodontol 42 Suppl 16: S71-76.

5. Braun, R. E. and S. G. Ciancio (1992). "Subgingival delivery by an oral irrigation device." J Periodontol 63(5): 469-472.

6. Cutler, C. W., et al. (2000). "Clinical benefits of oral irrigation for periodontitis are related to reduction of pro-inflammatory cytokine levels and plaque." J Clin Periodontol 27(2): 134-143.

7. Prathapachandran, J. and N. Suresh (2012). "Management of peri-implantitis." Dental research journal 9(5): 516-521.

8. Heo, S., et al. (2018). "Simplified nonsurgical treatment of peri-implantitis using chlorhexidine and minocycline hydrochloride." Journal of periodontal & implant science 48(5): 326-333.

13. 프로바이오틱스은 구강건강에 좋을까요?

1. Meurman, J. H. J. E. j. o. o. s. (2005). "Probiotics: do they have a role in oral medicine and dentistry?" 113(3): 188−196.

2. Näse, L., et al. (2001). "Effect of long‐term consumption of a probiotic bacterium, Lactobacillus rhamnosus GG, in milk on dental caries and caries risk in children." 35(6): 412−420.

3. Nguyen, T., et al. (2020). "Probiotics, including nisin−based probiotics, improve clinical and microbial outcomes relevant to oral and systemic diseases." 82(1): 173−185.

4. Teughels, W., et al. (2013). "Clinical and microbiological effects of Lactobacillus reuteri probiotics in the treatment of chronic periodontitis: a randomized placebo−controlled study." J Clin Periodontol 40(11): 1025−1035.

5. Boyeena, L., et al. (2019). "Comparison of efficacy of probiotics versus tetracycline fibers as adjuvants to scaling and root planing." Journal of Indian Society of Periodontology 23(6): 539−544.

6. Barzegari, A., et al. (2020). "The Battle of Probiotics and Their Derivatives Against Biofilms." Infection and drug resistance 13: 659−672.

7. Teughels, W., et al. (2007). "Guiding periodontal pocket recolonization: a proof of concept." JDentRes86(11): 1078−1082.

14. 흡연이 입속세균에 영향을 미칠까요?

1. Petschke, F. T., et al. (2006). "[Effect of cigarette smoking on skin perfusion of the hand]." Chirurg 77(11): 1022−1026.

2. de Borba, A. T., et al. (2014). "The influence of active and passive smoking on the cardiorespiratory fitness of adults." 9(1): 34.

3. Lee, J.−H., et al. (2019). "Factors Related to the Number of Existing Teeth among Korean Adults Aged 55−79 Years." International journal of

environmental research and public health 16(20): 3927.

4. Wu, Peters et al. (2016). "Cigarette smoking and the oral microbiome in a large study of American adults." The ISME journal 10(10): 2435−2446.

5. Petersen, C. and J. L. Round (2014). "Defining dysbiosis and its influence on host immunity and disease." Cellular microbiology 16(7): 1024−1033.

6. Pushalkar, S., et al. (2020). "Electronic Cigarette Aerosol Modulates the Oral Microbiome and Increases Risk of Infection." iScience 23(3): 100884.

7. Davies, R. J. T. L. (2019). "Richard Watt: time to tackle oral diseases." 394(10194): 209.

8. Peres, M. A., et al. (2019). "Oral diseases: a global public health challenge." 394(10194): 249−260.

4. 입속세균, 전문가 관리가 필요한 이유는?

15. 헥사메딘, 안심하고 사용해도 될까요?

1. Faria, G., et al. (2009). "Chlorhexidine−induced apoptosis or necrosis in L929 fibroblasts: A role for endoplasmic reticulum stress." Toxicologyandap pliedpharmacology234(2): 256−265.

2. S. V. and R. J. J. D. M. S. Lakshamanan (2016). "Characteristics, uses and side effect of chlorhexidine: a review." 15(6): 57−59.

3. Bescos, R., et al. (2020). "Effects of Chlorhexidine mouthwash on the oral microbiome." ScientificReports10(1): 5254.

4. Bryan, N. S., et al. (2017). "Oral microbiome and nitric oxide: the missing link in the management of blood pressure." Currenthypertensionrepor ts19(4): 33.

5. Tribble, G. D., et al. (2019). "Frequency of Tongue Cleaning Impacts the Human Tongue Microbiome Composition and Enterosalivary Circulation of

Nitrate." 9(39).

6. Koch, C. D., et al. (2017). "Enterosalivary nitrate metabolism and the microbiome: Intersection of microbial metabolism, nitric oxide and diet in cardiac and pulmonary vascular health." Freeradicalbiology&medicine105: 48−67.

16. 항생제, 적절하게 사용하려면 어떻게 할까요?

1. Kim, H., et al. (2018). "Reduced antibiotic prescription rates following physician−targeted interventions in a dental practice." Acta Odontologica Scandinavica 76(3): 204−211.

2. Choi, Y.−Y. (2020). "Prescription of antibiotics after tooth extraction in adults: a nationwide study in Korea." Journal of the Korean Association of Oral and Maxillofacial Surgeons 46(1): 49−57.

3. 공미진 (2016). 급성 상기도 감염 질환의 진료과별 의약품 처방특성, 부산 카톨릭대학교 대학원.

4. Suda, K. J., et al. (2017). "Use of Antibiotic Prophylaxis for Tooth Extractions, Dental Implants, and Periodontal Surgical Procedures." Open forum infectious diseases 5(1): ofx250−ofx250.

5. Chambers, H. F. (2001). "The changing epidemiology of Staphylococcus aureus?" Emerging infectious diseases 7(2): 178.

6. https://www.ada.org/en/member−center/oral−health−topics/antibiotic−stewardship

7. https://img4.yna.co.kr/etc/inner/KR/2016/11/01/AKR2016110 1145400017_01_i_P2.jpg

17. 스케일링을 더 편하고 쉽게 할 방법은 없을까요?

1. Jacobson, L. and J. Theilade (1998). The Scandinavian contribution to modern periodontology, Scandinavian Society of Periodontology.

2. Ritz, L., et al. (1991). "An in vitro investigation on the loss of root substance in scaling with various instruments." J Clin Periodontol 18(9): 643−647.

3. Page, L. R. and T. E. Rams (2013). "Subgingival root brushing in deep human periodontal pockets." J Int Acad Periodontol 15(2): 55−63.

4. Petersson, L. G. (2013). "The role of fluoride in the preventive management of dentin hypersensitivity and root caries." Clinical Oral Investigations 17 Suppl 1(Suppl 1): S63−S71.

5. http://www.dailydental.co.kr/news/article.html?no=111953

결론을 대신하여 :
21세기 미생물학의 혁명과 구강위생관리 패러다임의 변화

01. 미생물학의 혁명과 구강위생관리

1. Blaser MJ. The microbiome revolution. J Clin Invest 2014;124(10):4162−5.

2. Kuczynski J, Lauber CL, Walters WA, Parfrey LW, Clemente JC, Gevers D, et al. Experimental and analytical tools for studying the human microbiome. Nat Rev Genet 2012;13(1):47−58.

3. Human Microbiome Project Consortium. Structure, function and diversity of the healthy human microbiome. Nature 2012;486(7402):207−14.

4. Blaser MJ, Cardon ZG, Cho MK, Dangl JL, Donohue TJ, Green JL, et al. Toward a predictive understanding of Earth's microbiomes to address 21st century challenges. MBio 2016;7(3). pii: e00714−16.

5. Hug LA, Baker BJ, Anantharaman K, Brown CT, Probst AJ, Castelle CJ, et al. A new view of the tree of life. Nat Microbiol 2016;1:16048.

02. 병인론의 변화

1. Bosshardt D, Lang NP. The junctional epithelium: from health to disease. J Dent Res 2005;84(1):9–20.

2. 대한미생물학회. 의학미생물학. 서울: 엘스비어코리아; 2009.

3. Beck JM, Young VB, Huffnagle GB. The microbiome of the lung. Transl Res 2012;160(4):258–66.

4. Dickson RP, Huffnagle GB. The lung microbiome: new principles for respiratory bacteriology in health and disease. PLoS Pathog 2015;11(7):e1004923.

5. Chen H, Peng S, Dai L, Zou Q, Yi B, Yang X, et al. Oral microbial community assembly under the influence of periodontitis. PLoS One 2017;12(8):e0182259.

6. Gulati M, Anand V, Jain N, Anand B, Bahuguna R, Govila V, et al. Essentials of periodontal medicine in preventive medicine. Int J Prev Med 2013;4(9):988–94.

7. Hollander D. Intestinal permeability, leaky gut, and intestinal disorders. Curr Gastroenterol Rep 1999;1(5):410–6.

8. Lee JC, Park SK, Bang JK. Study on the relationship between Dae–Jang–Jung–Gyeok (大腸正格) and leaky gut syndrome. J Korean Med Class 2013;26(4):105–16.

9. Michielan A, D'Incà R. Intestinal permeability in inflammatory bowel disease: pathogenesis, clinical evaluation, and therapy of leaky gut. Mediators Inflamm 2015;2015:628157.

10. Schnorr SL, Sankaranarayanan K, Lewis CM Jr, Warinner C. Insights into human evolution from ancient and contemporary microbiome studies. Curr Opin Genet Dev 2016;41:14–26.

11. Lockhart PB, Brennan MT, Sasser HC, Fox PC, Paster BJ, Bahrani–Mougeot FK. Bacteremia associated with toothbrushing and dental

extraction. Circulation 2008;117(24):3118−25.

12. Watnick P, Kolter R. Biofilm, city of microbes. J Bacteriol 2000;182(10):2675−9.

13. 김혜성. 입속에서 시작하는 미생물 이야기: 내 안의 우주. 서울: 파라사이언스; 2017.

14. Bosshardt D, Lang NP. The junctional epithelium: from health to disease. J Dent Res 2005;84(1):9−20.

15. Wade WG. The oral microbiome in health and disease. Pharmacol Res 2013;69(1):137−43.

16. Ide M, Linden GJ. Periodontitis, cardiovascular disease and pregnancy outcome--focal infection revisited? Br Dent J 2014;217(8):467−74.

17. Ingle JI. PDQ endodontics. 2nd ed. Shelton: PMPH−USA; 2009.

18. Reimann HA, Havens WP. Focal infection and systemic disease: a critical appraisal: the case against indiscriminate removal of teeth and tonsils clinical lecture at St. Louis session. J American Med Assoc 1940;114(1):1−6.

19. Gulati M, Anand V, Jain N, Anand B, Bahuguna R, Govila V, et al. Essentials of periodontal medicine in preventive medicine. Int J Prev Med 2013;4(9):988−94.

20. Kumar PS. From focal sepsis to periodontal medicine: a century of exploring the role of the oral microbiome in systemic disease. J Physiol 2017;595(2):465−76.

21. Marsh PD, Head DA, Devine DA. Ecological approaches to oral biofilms: control without killing. Caries Res 2015;49 Suppl 1:46−54.